CAP

Prévention Santé Environnement

Catherine Barbeaux
Christelle Lorthios
Marie-Cécile Sénéchal

Nathan

Sommaire

COURS

Édition : Florence Guichard
Coordination artistique : Thierry Méléard
Fabrication : Pascal Mégret
Conception intérieure : Favre et Lhaïk
Conception couverture : Killiwatch
Mise en pages : JOUVE Saran
Schémas : Vincent Landrin
Illustrations : Hubert Blatz

ISBN 978-2-09-162004-6

1 Les rythmes biologiques

Les rythmes biologiques sont des rythmes qui concernent les grandes fonctions vitales. Ils correspondent généralement à des automatismes, indépendants de la volonté. Les différents rythmes peuvent durer quelques minutes, plusieurs heures, voire des mois ou des années.

1 Comparaison entre le rythme biologique et le rythme imposé par le travail

● Les rythmes biologiques sont réglés par des **synchronisateurs** qui sont des donneurs de temps liés à l'environnement (ex : l'alternance jour-nuit ; l'horaire régulier des repas ; les heures de coucher et de lever ; les rythmes sociaux liés au travail ou aux loisirs, le bruit, le silence...).
Un salarié occupant un emploi posté peut désynchroniser son rythme biologique puisqu'il y a un décalage entre son rythme biologique et son horaire de travail (ou rythme imposé par le travail).

● Une organisation de travail basée sur des horaires irréguliers est à limiter. Par exemple, le travail en 3/8 entraîne des décalages répétés qui sont plus nocifs que le travail de nuit quotidien, en raison des changements d'horaires permanents (travail du matin, de l'après-midi ou de nuit). La synchronisation du rythme biologique est impossible à obtenir, ce qui entraîne très vite des troubles sur la santé.

2 Les conséquences de la désynchronisation des rythmes

● **Au niveau de la santé :** troubles du sommeil, fatigue chronique, problèmes gastro-intestinaux (brûlures digestives, ulcères...), troubles du comportement alimentaire (abus de boissons excitantes, boissons sucrées, repas irréguliers...) pouvant entraîner à plus ou moins long terme des problèmes cardio-vasculaires (risque d'infarctus...).

● **Au niveau de l'activité professionnelle :** accident du travail (baisse de vigilance, fatigue...) ; diminution du rendement ; baisse de la qualité des produits finis ; risques d'erreurs et d'oublis...

● **Au niveau psychosocial :** perturbation de la vie familiale ; phénomène de « double journée » ; risque d'isolement dû à la perturbation de la vie sociale.

Le rythme circadien

Le rythme circadien correspond à une période de 24 heures au cours de laquelle on observe une alternance entre des périodes de veille et de sommeil ou de baisse de vigilance liées à des modifications internes. Ce phénomène est appelé l'horloge interne.

L'horloge interne

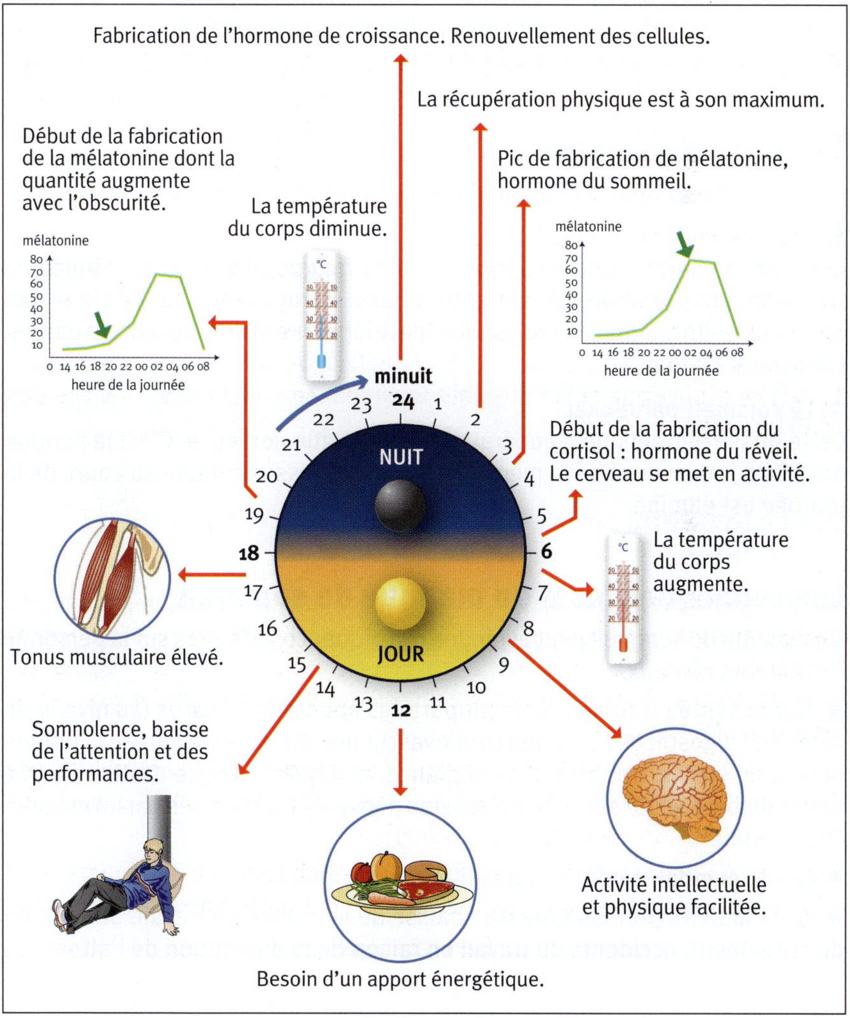

2 Le sommeil

Le sommeil est indispensable pour la santé physique et mentale de chacun d'entre nous, mais les besoins en sommeil varient en fonction des caractéristiques de chaque individu et de son âge.

1 Le déroulement d'une nuit de sommeil

Un adulte a besoin de **7 à 8 heures** de sommeil. Les enfants et les adolescents ont besoin de davantage de sommeil. Celui-ci est suffisant quand l'impression d'être en forme est ressentie au réveil. Une nuit de sommeil se compose d'une succession de 4 à 5 cycles. La durée moyenne d'un cycle est **d'environ 1h30.**

2 Les rôles du sommeil

Chaque cycle comporte plusieurs phases, dont deux principales.

1. Le sommeil lent

Cette phase permet une récupération de la fatigue physique accumulée au cours de notre journée. Durant cette phase, notre organisme fabrique des anticorps et l'hormone de croissance (développement des muscles et des os, croissance de l'enfant...).

2. Le sommeil paradoxal

Cette phase permet une récupération de la fatigue nerveuse. C'est la période des rêves, mais aussi de la mémorisation : le stress accumulé au cours de la journée est éliminé.

3 Les conséquences d'un manque de sommeil

Un manque de sommeil peut avoir des conséquences néfastes sur la personne à différents niveaux.

- **Sur la santé :** troubles sur la plupart des appareils du corps (au niveau de l'appareil digestif, de l'appareil cardiovasculaire, du système nerveux : fatigue nerveuse, stress, troubles de la vigilance, manque de concentration...). Des cas de diabète, d'obésité, d'hypertension peuvent être favorisés par un manque de sommeil.
- **Sur le comportement :** sautes d'humeur, agressivité.
- **Sur l'activité professionnelle :** baisse de la qualité du travail, diminution du rendement, accidents du travail en raison de la diminution de l'attention.

Les attitudes à adopter pour préserver la qualité du sommeil

Ce qu'il est conseillé de faire :

- Pratiquer une activité physique dans la journée.
- Se coucher à heures régulières.
- Éteindre son téléphone portable la nuit.
- Se relaxer avant l'heure du coucher : lecture, bain tiède...
- Dormir dans une chambre non surchauffée.
- Privilégier un environnement calme.

Ce qu'il est déconseillé de faire :

- Consommer des boissons excitantes (thé, café...) après 18 heures.
- Regarder la télévision dans son lit.
- S'endormir en écoutant de la musique.
- Pratiquer des activités sur écran trop tardives (jeux, Internet...).
- Prendre des somnifères sans avis médical (risque de dépendance, modification des cycles du sommeil, effets secondaires comme les troubles de la mémoire...).
- Faire une longue sieste la journée.
- Manger un repas copieux le soir.
- Laisser le téléphone portable allumé sous l'oreiller.

3 L'adaptation de l'alimentation à son activité

En tenant compte des contraintes liées à son travail, le salarié doit essayer de manger de façon équilibrée et d'adapter ses apports à ses dépenses énergétiques.

1 Les influences des contraintes de travail sur l'alimentation

- **Les horaires de travail décalés ou irréguliers**, les temps de pause très courts prévus pour le déjeuner, une charge de travail importante, favorisent la consommation d'une alimentation déséquilibrée et le grignotage.
- **Une augmentation de la durée de travail** limite le temps consacré à préparer les repas en se tournant vers la restauration rapide et les plats préparés.
- **La présence d'un restaurant d'entreprise** permet de varier et d'équilibrer son alimentation.

2 Les erreurs alimentaires fréquentes

- **Les corps gras, le sel, les féculents et les produits sucrés** sont souvent présents en excès dans les aliments préparés, les pique-niques, les aliments grignotés ou servis en restauration rapide.
- **L'apport en aliments énergétiques** (corps gras, féculents, produits sucrés) dépasse souvent les besoins lors d'un travail sédentaire (travail de bureau...). Il est parfois trop faible dans le cas de travail physique (manutentionnaire...).
- **La répartition des repas sur la journée** comporte souvent des erreurs : absence de petit-déjeuner augmentant la prise alimentaire le midi, ou insuffisance de déjeuner entraînant la consommation d'un dîner trop copieux.

3 Les conséquences des erreurs alimentaires

Les erreurs alimentaires peuvent avoir des conséquences :

- **sur la santé :** maladies cardio-vasculaires, diabète, excès de poids ou obésité et caries dentaires (produits sucrés) ;
- **sur l'activité professionnelle :** diminution de la concentration et de la force physique, augmentation du risque d'accident en cas d'alimentation insuffisante (malaise) ou trop abondante (somnolence).

Les mesures collectives et les attitudes personnelles

Le ministère de la santé informe la population sur les règles d'une alimentation favorable à la santé. Ces mesures sont complétées par des dispositions prévues par l'entreprise. Par son attitude personnelle, chacun contribue ou non à se maintenir en bonne santé.

Les mesures collectives

Pouvoirs publics

- ⇨ Élaborer les PNNS et effectuer des campagnes de prévention.
- ⇨ Encadrer la publicité pour les produits gras et sucrés (limiter la publicité aux heures de grande écoute...).

WWW.MANGERBOUGER.FR

Entreprise

- ⇨ Aménager les horaires afin de prévoir une pause suffisante le midi.
- ⇨ Sensibiliser les salariés à l'hygiène alimentaire.
- ⇨ Aménager une salle de repas avec possibilité de conserver et de réchauffer les plats.

Les attitudes personnelles

- ⇨ Suivre les recommandations du PNNS.
- ⇨ Prendre le temps de consommer un petit-déjeuner et répartir les aliments sur les trois repas principaux.
- ⇨ Éviter le grignotage.
- ⇨ Limiter les pique-niques et privilégier les sandwichs comportant des crudités.
- ⇨ Éviter les plats gras, sucrés, trop salés ; consommer des fruits et légumes, un féculent, un produit laitier et de l'eau comme boisson.

4 La gestion de l'activité physique

L'activité physique est l'ensemble des mouvements que notre corps effectue au cours d'une activité sportive, mais également dans la vie quotidienne. Elle a tendance à diminuer dans les activités de la vie quotidienne, en raison des moyens de transport et des équipements à notre disposition.

1 Le travail musculaire

■ **Un muscle strié squelettique** est composé de faisceaux de fibres musculaires serrées les unes contre les autres. Puisque le muscle est attaché aux os par les tendons, il tire sur les os lorsqu'il se contracte, ce qui provoque le mouvement.

■ **Le cerveau** donne l'ordre au muscle de se contracter, le message nerveux passe par la moelle épinière et arrive au niveau des terminaisons nerveuses des fibres musculaires.

■ **Le cœur et l'appareil respiratoire** ont un rythme accéléré pour apporter le glucose et le dioxygène nécessaires à la contraction musculaire.

■ **Les glandes sudoripares de la peau** produisent la sueur pendant l'effort, pour maintenir la température corporelle à 37 °C.

2 Les limites de l'activité physique

L'avis médical est important avant de pratiquer un sport.

■ **L'échauffement** est une étape indispensable pour préparer les muscles à l'activité sportive.

■ **Dans le cas d'une activité physique soutenue**, le muscle ne peut pas se relâcher et éliminer ses déchets, la fatigue musculaire apparaît. Elle provoque des crampes, des contractures, et facilite les déchirures et les claquages.

3 Les effets du dopage sur l'organisme

Le dopage a pour but d'améliorer artificiellement les capacités physiques et mentales lors de la pratique de sport en compétition.

Les produits dopants (amphétamines, hormones, EPO...) sont interdits parce qu'ils ont des effets secondaires sérieux (troubles cardiovasculaires ou cérébraux, troubles psychiques, rupture de tendons...) et peuvent présenter un risque de dépendance.

Les effets positifs de l'activité physique

Une activité physique a des effets positifs sur l'organisme, à condition de ne pas rechercher systématiquement la performance et de ménager des périodes de repos.

L'activité physique pratiquée
de manière raisonnée

- **Permet de rester physiquement plus autonome.**
- **Diminue le risque d'ostéoporose.**
- **Améliore le fonctionnement de l'appareil respiratoire.**
- **Aide à lutter contre le mal de dos.**
- **Améliore la qualité du sommeil.**
- **Diminue le taux de graisse dans le sang en augmentant le « bon cholestérol ».**
- **Limite la prise de poids.**
- **Diminue le stress et prévient la dépression.**
- **Permet la socialisation et l'appartenance à un groupe.**
- **Augmente la souplesse.**
- **Augmente la force musculaire ;**
- **Augmente la résistance à la fatigue musculaire.**
- **Améliore le fonctionnement du cœur.**

5 La prévention des conduites addictives

Une conduite addictive est un comportement qui entraîne des conséquences négatives sur la santé et une incapacité à contrôler ses consommations ou ses usages, donc une dépendance.

1 Les formes d'addictions

- Les conduites addictives sont nombreuses. Il peut s'agir **d'addictions comportementales** (jeux, internet…) ou **d'addictions à des produits**.
- Certains produits sont tolérés, mais encadrés par la loi (tabac, alcool…), d'autres sont interdits (cannabis, cocaïne…). Ces produits ainsi que certains médicaments (somnifères, anti-dépresseurs…), sont dits **psychoactifs** : ils agissent sur le système nerveux et modifient le comportement.

2 Les conséquences sur l'activité professionnelle

- **Sur la vie professionnelle :** mise en danger de la santé et de la sécurité du salarié et de ses collègues ; survenue possible d'accidents du travail suite à la diminution des réflexes, à la baisse d'attention, aux difficultés de concentration et à la modification de la perception du risque.
- **Sur l'entreprise :** moins bonne qualité du travail, baisse de productivité, mauvaise ambiance dans l'entreprise.

3 Les mesures sur le lieu de travail

- Les mesures **préventives** : mise en place par les entreprises d'une démarche collective en créant **un groupe de travail en interne**, qui permet la réalisation d'actions d'information et de sensibilisation auprès des salariés.
- Les mesures **répressives** : au travers du règlement intérieur, l'employeur peut définir les interdictions relatives à la consommation ou à l'introduction de produits et prévoir des sanctions à l'égard d'un salarié en infraction (licenciement, mise à pied…).

4 Les structures d'accueil d'aide et de soutien

- Le salarié peut trouver l'écoute nécessaire auprès des personnels du **Service de Santé au Travail** (le médecin du travail…) ou être dirigé vers les services d'un centre d'accueil spécialisé ou de consultations d'un hôpital pour y obtenir une prise en charge adaptée.
- **Des numéros téléphoniques** pour obtenir des renseignements : *Écoute cannabis :* 0 811 91 20 20 ; *Écoute alcool :* 0 811 91 30 30 ; *Tabac info service :* 3989 ; Drogues info service : 0 800 23 13 13.

Exemples de mesures répressives dans l'entreprise

Extrait d'une partie d'un règlement intérieur qui fixe les droits et obligations du salarié en matière d'hygiène et de santé :

Hygiène et santé

Chaque salarié est tenu de se présenter aux visites médicales et examens complémentaires prévus par la réglementation en vigueur en matière de médecine du travail (visites d'embauche, périodiques, de reprise…).
Il est interdit de consommer de l'alcool dans les locaux de travail et d'entrer ou de demeurer dans le lieu de travail en état d'ébriété ou sous l'emprise d'autres drogues (Code du travail).
Il est interdit de fumer sur le lieu de travail.
En raison de l'existence de risques particuliers, pour lui-même ou pour des tiers, tout salarié affecté à certains postes a l'obligation de se soumettre à certains contrôles, notamment à l'alcootest.
En cas de refus, le salarié sera soumis à des examens médicaux, cliniques et biologiques (loi du 12/07/1978).
<u>Liste des postes à risques concernés :</u> utilisateur de machines dangereuses, usage de véhicules…
En cas de faute du salarié, ou en cas d'infraction à ce règlement, il pourra être mis en œuvre l'une des sanctions suivantes :

- mise en garde ;
- avertissement ;
- mise à pied disciplinaire d'une durée maximale de 6 jours ;
- licenciement pour faute disciplinaire.

Cannabis et test de dépistage au travail

En ce qui concerne le cannabis, le code du travail autorise la pratique des tests de dépistage au moment de l'embauche ou quand la personne est salariée de l'entreprise et occupe un poste à risques ou à responsabilités. Les résultats sont soumis au secret médical, le médecin du travail informe simplement l'employeur de l'aptitude ou de l'inaptitude au poste de travail.

6 La prévention des Infections Sexuellement Transmissibles (IST)

Les infections sexuellement transmissibles (IST) se caractérisent essentiellement par la transmission de microorganismes lors des relations sexuelles, même sans pénétration, avec un partenaire déjà contaminé.

1 Les caractéristiques des IST

- Les IST sont dues à différents microorganismes : bactéries ou virus.
- La contamination a lieu en général lors d'un rapport sexuel, mais certaines IST se transmettent aussi par le sang (exemples : le virus du sida ; certaines hépatites), ou de la mère à l'enfant lors de la grossesse ou de l'accouchement.
- Les principaux signes sont généralement : un écoulement au niveau des organes génitaux, des brûlures, des douleurs au bas du ventre...

Parfois il n'existe pas de signes apparents. Pourtant, les conséquences d'une IST non traitée peuvent être graves : cancer, stérilité...

2 Les moyens de prévention

- Seuls les préservatifs masculins ou féminins permettent de se protéger efficacement contre les IST lors de rapports sexuels.
- La vaccination est recommandée pour se protéger contre le papillomavirus (avant le commencement d'une vie sexuelle) et l'hépatite B.

3 La conduite à tenir suite à une prise de risque

- En cas de prise de risque ou d'apparition de symptômes pouvant révéler une IST : consulter un médecin rapidement ; suivre le traitement prescrit jusqu'au bout ; prévenir son (ou ses) partenaire(s) ; se protéger en utilisant un préservatif en cas de relations sexuelles ; réaliser un test de dépistage auprès d'un centre spécialisé (CDAG : Consultations de Dépistage Anonyme et Gratuit ; CIDDIST : Centres d'Information, de Dépistage et de Diagnostic des IST ; CPEF : Centres de Planification et d'Éducation Familiale).
- En cas de prise de risque avec un partenaire séropositif ou susceptible d'avoir été en contact avec le virus du sida (VIH), se rendre aux urgences d'un hôpital dans les 48 heures afin de suivre un traitement pouvant réduire le risque de contamination.
- Des structures apportent informations et soutien 24h/24 (appel confidentiel, anonyme et gratuit) : *Sida Info Service* au 0 800 840 800, www.sida-info-service.org ;
Hépatites Info Service au 0 800 845 800, www.hepatites-info-service.org.

Les principales IST

	Nom de l'infection	Agents responsables	Symptômes chez l'homme et la femme	Complications éventuelles
INFECTIONS D'ORIGINE BACTÉRIENNE	Syphilis	Tréponème pâle	**Stade primaire :** petite plaie ou chancre au niveau génital, anal, buccal. **Stade secondaire :** ganglions, éruption de boutons, tâches rosées sur la peau.	Atteinte du nouveau-né en cas de grossesse. Atteinte du système nerveux et de l'appareil cardiovasculaire.
	Chlamydiose	Chlamydia	Parfois peu de signes. **Chez l'Homme :** brûlures, écoulement au niveau de la verge. **Chez la Femme :** pertes vaginales, fièvre, douleur au bas-ventre.	Stérilité. Grossesse extra-utérine.
	Blennorragie gonococcique (ou gonorrhée ou familièrement, « chaude-pisse »)	Gonocoque	**Chez l'homme :** brûlures intenses en urinant et un écoulement jaune à l'extrémité de la verge. **Chez la femme :** moins de symptômes, mais parfois des brûlures et pertes vaginales jaunâtres.	Stérilité.
INFECTIONS D'ORIGINE VIRALE	Herpès génital	Virus de l'Herpès	Démangeaisons, petites plaies, cloques douloureuses sur les organes génitaux.	Maladie récidivante (qui peut réapparaître). Contamination du nouveau-né lors de l'accouchement.
	Papillomavirus	Papillomavirus	Petites verrues sur les organes génitaux.	Cancer du col de l'utérus.
	Hépatite B	Virus VHB	Fièvre, fatigue, jaunisse.	Cirrhose, cancer du foie Contamination du bébé en cas de grossesse
	SIDA	Virus d'Immuno-déficience Humaine	Peu de symptômes : fatigue, fièvre. Deux étapes du SIDA : séropositivité pendant un temps variable, puis maladie.	Contamination du bébé en cas de grossesse. Évolution vers le stade de la maladie SIDA (développement d'infections diverses en raison de la diminution des défenses immunitaires), mort

Attention : le mode de transmission du SIDA et de l'Hépatite B n'est pas uniquement sexuel.

7 La prévention d'une grossesse non désirée

La contraception permet d'avoir des rapports sexuels en évitant le risque de grossesse non désirée. Elle a une action limitée dans le temps.

1 Les méthodes contraceptives préventives

- **La contraception hormonale** se présente sous forme de pilule, d'implant ou de patch. Elle est prescrite par un médecin et nécessite un suivi médical régulier. Son efficacité dépasse les 99 %, mais sous forme de pilule, elle doit être prise quotidiennement et à heure fixe. La pose d'un implant par un médecin ou le port d'un patch sur la peau évite ces inconvénients.
- **Le préservatif masculin ou féminin** est le seul moyen contraceptif qui protège aussi des IST (infections sexuellement transmissibles). Son efficacité varie de 86 % à 97 % selon l'utilisation (risque de craquer, respect de la date limite d'utilisation...).
- **Le dispositif intra-utérin (DIU)**, encore appelé **stérilet**, est placé par le médecin dans la cavité utérine et peut être maintenu pendant 4 à 5 ans dans l'utérus. Son efficacité dépasse 99 %. Comme le DIU en cuivre augmente la durée des règles, il est déconseillé aux femmes ayant des règles abondantes.

2 La contraception d'urgence

La contraception d'urgence s'utilise de façon exceptionnelle pour limiter le risque de grossesse après un rapport non protégé ou un problème de contraception (oubli de pilule...). La contraception d'urgence orale doit être prise le plus rapidement possible après un rapport sexuel et au plus tard dans un délai de trois ou cinq jours selon le type de pilule.

3 Les professionnels et structures d'aide et de soutien

- **Les médecins généralistes et les gynécologues** aident à choisir la contraception adaptée à la situation et à l'état de santé de chaque personne.
- **Les centres de planification ou d'éducation familiale (CPEF)** proposent des consultations et des actions d'information. Des mineures peuvent y obtenir gratuitement un moyen contraceptif, une contraception d'urgence et les suivis nécessaires, sans autorisation parentale.
- **Les pharmaciens et les infirmiers scolaires** ont un rôle d'information et peuvent délivrer la contraception d'urgence sans ordonnance.

Le choix d'une méthode contraceptive

Le choix d'une méthode contraceptive est personnel, ou concerne le couple. Il doit être réfléchi et tenir compte de la facilité d'utilisation, du mode de vie, de la personnalité et des contre-indications médicales éventuelles. Il nécessite une bonne connaissance du niveau d'action de chaque moyen de contraception sur l'appareil génital féminin.

Les niveaux d'action des contraceptifs

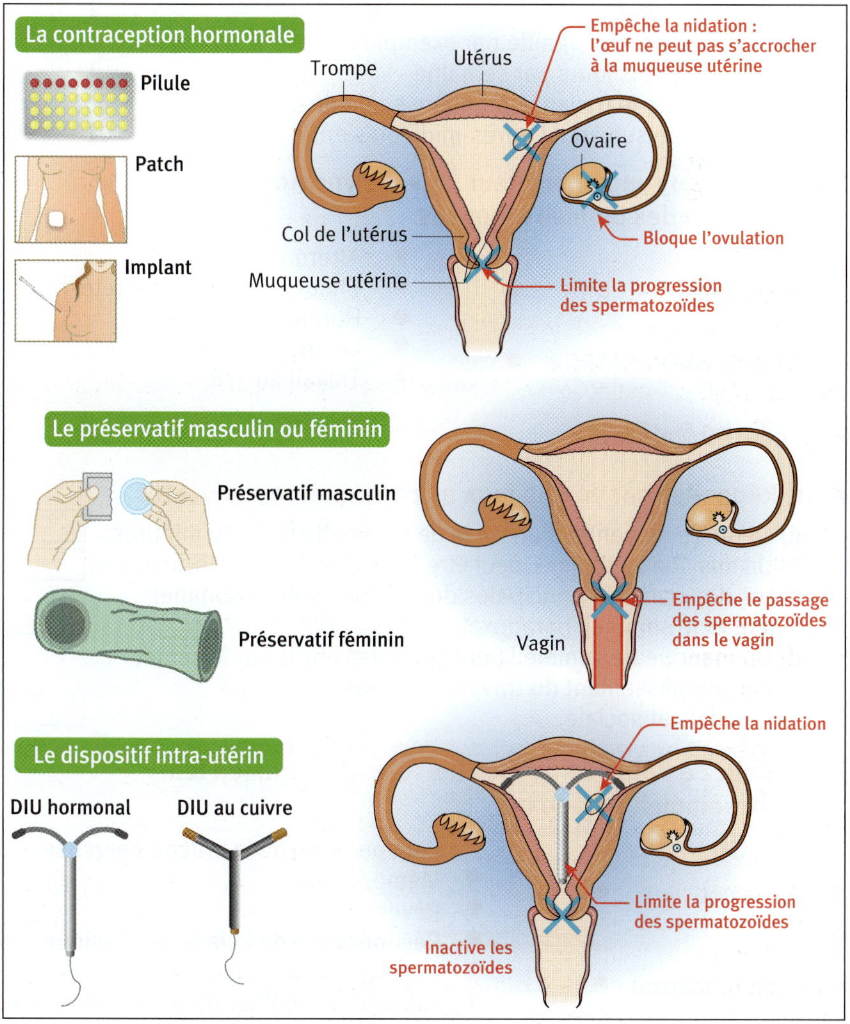

TEST - TEST - TEST - TEST - TEST

TESTEZ VOS CONNAISSANCES

LES RYTHMES BIOLOGIQUES

1. Cochez la réponse exacte.

a) Les moments de la journée durant lesquels l'activité intellectuelle est maximale se situent :
- entre 9 heures et 11 heures ❑
- entre 12 heures et 14 heures ❑
- vers 17 heures ❑

b) Le travail en 3/8 signifie par exemple :
- travailler trois jours par semaine ❑
- commencer le travail la première semaine du matin, la semaine suivante l'après-midi, puis enfin le soir ❑

2. Reliez le synchronisateur et le désynchronisateur à chacune des bonnes réponses.

SYNCHRONISATEUR •	• Alternance jour-nuit
	• Changement d'heure (été/hiver)
DÉSYNCHRONISATEUR •	• Horaires des repas.
	• Le bruit - le silence
	• Travail en 3/8

LE SOMMEIL

1. Répondez par vrai ou faux aux affirmations suivantes.

a) La durée moyenne d'un cycle de sommeil est de 40 minutes. ☐

b) Un manque de sommeil peut être à l'origine d'accidents du travail. ☐

c) Les deux phases principales du sommeil sont le sommeil lent et le sommeil paradoxal. ☐

d) Un manque de sommeil peut avoir des effets sur la santé, l'accomplissement du travail, mais aussi sur la vie familiale et sociale. ☐

2. Reliez à l'aide de flèches les rôles du sommeil lent et du sommeil paradoxal.

Sommeil lent •	• Récupération de la fatigue nerveuse
	• Mémorisation
	• Rêves
Sommeil paradoxal •	• Récupération de la fatigue physique
	• Lutte contre les infections
	• Fabrication de l'hormone de croissance

L'ADAPTATION DE L'ALIMENTATION À SON ACTIVITÉ

1. Entourez le menu du petit-déjeuner qui permet d'être en forme jusqu'au déjeuner.

Petit-déjeuner n°1
- Orange pressée
- Lait
- Céréales
- Pain et confiture

Petit déjeuner n°2
- Soda
- Café sucré

Petit-déjeuner n°3
- Barre chocolatée
- 1 petit cake aux fruits secs
- Thé sucré

2. Attribuez l'erreur alimentaire à chaque situation en vous aidant de la liste suivante : *Apports déséquilibrés (absence fruits, légumes). — Déjeuner comportant trop de corps gras et de produits sucrés. — Grignotages et absence de pause le midi.*

a) Émilie mange juste un sandwich au pâté le midi pour gagner du temps ; elle se rattrape le soir au dîner.

....

b) Julien, maçon, ne prend pas le temps de manger un repas le midi. Il grignote régulièrement quelques biscuits sur le chantier. L'après-midi, il a la tête qui tourne.

....

c) Salima est vendeuse dans un magasin de chaussures, elle mange chaque midi un hamburger, des frites et un coca dans un fast-food.

....

3. Entourez ci-dessus la situation qui présente un risque d'accident de travail.

LA GESTION DE L'ACTIVITÉ PHYSIQUE

1. Cochez les réponses exactes.

a) La fatigue musculaire est le résultat d'une activité musculaire soutenue qui empêche l'élimination des déchets. ❑
b) Le dopage est interdit. ❑
c) Le dopage est autorisé en petite quantité. ❑
d) Le rythme cardiaque et le rythme respiratoire s'accélèrent lors d'un effort physique. ❑
e) La pratique de la marche pour aller au travail ne fait pas partie de l'activité physique. ❑
f) L'activité physique diminue le stress. ❑
g) La recherche de performances sportives est favorable à la santé. ❑

TEST - TEST - TEST - TEST - TEST - TEST

2. Cochez dans le tableau en faisant correspondre l'appareil ou l'organe avec le (ou les) effet(s) permettant l'activité physique.

Effet / Appareil/organe	Contraction Relâchement	Baisse de la température par la transpiration	Apport de dioxygène et de glucose	Commande de la contraction du muscle
Cerveau				
Muscle				
Appareil circulatoire				
Peau : glandes sudoripares				

LA PRÉVENTION DES CONDUITES ADDICTIVES

1. Répondez par vrai ou faux aux affirmations suivantes.

a) Une conduite addictive se caractérise toujours par une dépendance. ☐

b) Jouer en ligne régulièrement sur son ordinateur est une conduite addictive. ☐

c) Le salarié qui occupe un poste à risque peut être soumis à des tests de dépistage de cannabis. ☐

d) Une personne qui consomme un produit gère toujours sa consommation et s'arrête quand elle le veut. ☐

e) Le salarié qui arrive en état d'ébriété peut être sanctionné. ☐

f) L'alcootest permet de détecter un salarié ayant fumé du cannabis. ☐

g) Le règlement intérieur peut rappeler des interdictions de consommation de certains produits. ☐

2. Reliez les types de mesures aux exemples correspondants.

Mesures répressives •

Mesures préventives •

- • licenciement
- • mise à disposition d'une fontaine d'eau
- • cellule d'écoute
- • avertissement
- • réunion d'information et de sensibilisation aux risques

LA PRÉVENTION DES IST

1. Répondez par vrai ou faux aux affirmations suivantes.

a) Certaines IST ne présentent aucun symptôme. ☐

b) Lors de rapports sexuels, le préservatif reste le seul moyen d'éviter les IST. ☐

c) Une IST non soignée peut être à l'origine de stérilité. ☐

2. Cochez les cases qui correspondent à l'agent responsable de l'infection.

Maladie	Virus	Bactérie
Herpès génital	x	
Sida	x	
Blennorragie gonococcique		
Syphilis		
Chlamydiose		
Papillomavirus	x	

LA PRÉVENTION D'UNE GROSSESSE NON DÉSIRÉE

Cochez le (ou les) moyens(x) d'action correspondant à chaque contraceptif.

Moyens d'action / Contraceptif	Empêche l'ovulation	Empêche la nidation	Limite la progression des spermatozoïdes	Empêche le passage des spermatozoïdes dans le vagin
Préservatif féminin ou masculin				
Dispositif intra-utérin				
Contraception hormonale				

8 La gestion du budget

La gestion du budget familial consiste à prévoir les revenus et les dépenses d'une famille, sur une période déterminée.

1 Les composants d'un budget

1. Les recettes = « entrées d'argent »

- Les revenus du travail : perçus en échange du travail fourni (ex : salaire, prime...).
- Les revenus sociaux : versement de prestations par la caisse d'allocations familiales, d'une pension de retraite par la caisse des retraites, d'allocations chômage par Pôle emploi...
- Les revenus exceptionnels : sommes d'argent perçues de façon imprévue ou inhabituelle (ex : héritages, gains aux jeux...).
- Les revenus de biens : obtenus grâce aux bénéfices d'un bien (ex : argent placé sur un livret, loyer d'un logement que l'on loue...).

2. Les dépenses = « sorties d'argent »

- Les charges fixes : ce sont des dépenses inévitables, elles doivent être payées régulièrement et à dates fixes ; obligatoires et incompressibles (ex : loyer).
- Les dépenses courantes : ce sont des dépenses fréquentes voire quotidiennes, elles peuvent être réduites, mais sont nécessaires (ex : alimentation, essence...).
- Les dépenses d'équipement et de renouvellement : ce sont des dépenses occasionnelles (ex : équipements vestimentaires, équipements de la maison...).

2 Les types de budgets et les règles de gestion

1. Les différents budgets

- Le budget excédentaire : les recettes sont supérieures aux dépenses → il reste de l'argent en fin de mois.
- Le budget équilibré : les recettes sont égales aux dépenses → tout est réglé (factures...), mais il ne reste plus d'argent à la fin du mois.
- Le budget déficitaire : les dépenses sont supérieures aux recettes.

2. Les règles de gestion d'un budget

Pour gérer correctement un budget, il est nécessaire de : tenir à jour ses comptes tout au long du mois ; noter et contrôler les dépenses ; réserver les sommes correspondant aux charges fixes en début de mois ; essayer de constituer une petite réserve pour les imprévus...

3. L'épargne

L'épargne est une **réserve d'argent disponible**. Elle facilite la gestion du budget pour faire face à des imprévus (remplacement d'un équipement ménager...), ou des aléas de la vie (chômage), et permet de se constituer une épargne afin d'envisager le financement de projets importants (achat d'une maison...).

Le budget du mois

MOIS DE : Mars 2012

① Recettes	Montant en euros
Revenus de travail. salaires, primes, 13ème mois...	1400
Revenus sociaux. allocations familiales, bourses...	84
Revenus de biens. loyers perçus, intérêts d'argent placé...	
Revenus exceptionnels. héritages, gains aux jeux...	
TOTAL DES RECETTES :	1484 euros

② Dépenses courantes

	Alimentation	Hygiène/ Entretien	Loisirs	Santé	Transports
1	25	10			
2				25	
3					48
4					
5					
6					
7			15		
8	45				
9					
10					
11					
12					
13	32				
14					
15		18			
16					
17			12		
18					
19					
20	48				
21					
22			10		
23					
24				5	
25	32				
26			20		
27					
28					
29					
30					
31					
TOTAL : 345 en euros					

③ Dépenses d'équipement et de renouvellement

	Date	Montant
Équipement logement	5/03	35
Réparations maison		
Voiture (achat, réparations)		
Habillement	15/03	55
Chaussures	15/03	42
Vacances		
Équipement sportif		
Autres		
....		
TOTAL : 132 euros		

④ Charges fixes / mois

	Date	Montant
Loyer	1/03	492
Charges	1/03	51
Assurances logement	12/03	25
Assurances véhicule		
Gaz-Electricité	10/03	45
Eau		Dans les charges
Téléphone internet	20/03	35
Impôts revenus	15/03	117
Impôts locaux	15/03	60
Garde enfants		
Autres		
Autres		
Crédit 1		
Crédit 2		
...		
...		
...		
...		
TOTAL : 825 euros		

TOTAL DES DÉPENSES ② + ③ + ④ = ...1302............en euros

RECETTES – DÉPENSES = 1484 euros – 1302 euros = 182 euros

SOLDE ☺ 😐 ☹ excédentaire

9 Le crédit et le surendettement

Le recours au crédit permet de profiter d'un bien avant d'avoir économisé la somme nécessaire, ou de faire face à une situation difficile. Mais la personne qui emprunte de l'argent peut avoir des difficultés à régler les mensualités. Si cette situation se prolonge, elle risque d'être en situation de surendettement.

1 Le crédit

Le consommateur qui achète un bien à crédit rembourse chaque mois une partie de la somme empruntée, augmentée des intérêts. La somme prélevée varie suivant le montant du crédit, de son taux d'intérêt et en fonction de la durée du prêt. La signature du contrat engage deux parties :

- **L'emprunteur** qui s'engage à rembourser les mensualités selon le calendrier fixé dans le contrat. Il doit donc vérifier sa capacité de remboursement avant de signer le contrat.
- **Le prêteur** qui doit fournir à l'emprunteur une fiche d'information avant de conclure un contrat de crédit à la consommation. Cette fiche comporte obligatoirement toutes les informations utiles sur le coût du crédit, y compris les frais, lui permettant de comparer. Elle indique le droit de **rétractation** (annulation du crédit) de 14 jours après la signature du contrat.

2 Le coût du crédit

- La consultation du taux d'intérêt permet de comparer le prix d'un bien acheté au **comptant** (sans crédit) du prix payé lorsque le crédit sera remboursé. Plus la durée du crédit est élevée, plus il revient cher.
- Le **crédit permanent ou renouvelable**, proposé surtout dans les surfaces de vente, incite à consommer parce qu'il prévoit une réserve d'argent rapidement disponible qui se renouvelle au fur et à mesure des remboursements. Comme son taux d'intérêt est élevé, il revient très cher au consommateur (ex : 30 % plus cher pour un crédit remboursé en un an avec un taux d'intérêt de 20 %).

3 Le surendettement

- Une personne est en situation de surendettement si elle n'arrive plus, malgré ses efforts, à rembourser de façon durable ses mensualités de crédit et à faire face à ses dettes.
- Pour éviter le surendettement, il est conseillé d'établir un budget mensuel, de ne pas multiplier les crédits, et d'éviter certains types de crédit : crédit permanent ou renouvelable, cartes de magasins à débit différé (somme prélevée en fin de mois)...

Les démarches à effectuer en cas de surendettement et les solutions

PHASE DE DEPÔT DE DOSSIER AUPRES DE LA COMMISSION

① **Demande de formulaire de déclaration de surendettement** à la Banque de France.

② **formulaire complété**
→ au besoin en se faisant aider par un assistant social ou une association (ex : UFC Que Choisir).

③ **Dépôt du dossier** ou envoi à la banque de France du département

④ **Inscription au FICP***
→ fichier national des incidents de remboursements des crédits aux particuliers.

PHASE D'ANALYSE DE LA SITUATION

⑤ **Analyse la situation** par la commission de surendettement

PHASE DE RECHERCHE DE SOLUTIONS PAR LA COMMISSION DE SURENDETTEMENT

⑥ **Dossier recevable :** Recherche de solutions.

⑦ **Situation jugée susceptible d'être rétablie :** en aménageant le crédit.

⑧ **Plan conventionnel de redressement**
→ négociation entre l'emprunteur et les prêteurs (révision du taux de crédits, étalement des remboursements...).

⑨ **En cas d'échec du plan de redressement**
→ la commission peut recommander des mesures avec l'accord du juge

6' **Dossier non recevable**

7' **Situation jugée irrémédiablement compromise**
→ la commission estime que la personne ne pourra pas rembourser ses crédits.

8' **Procédure de rétablissement personnel**
→ proposée par la commission de surendettement au juge.

9' **Conséquences en cas d'accord du juge :**
→ La plupart des dettes sont effacées.
→ Vente de tous les biens sauf biens de première nécessité.
→ Inscription au FICP pendant 5 ans.

***FICP :** géré par la banque de France. Il permet d'informer les banques et les organismes de crédit sur les personnes qui rencontrent des difficultés au niveau du remboursement d'un crédit. Un particulier ne **peut plus obtenir de nouveau crédit** tant qu'il est inscrit dans ce fichier.

10 Les circuits commerciaux

Un circuit commercial est le trajet suivi par un produit du producteur au consommateur. Le consommateur peut choisir le lieu ou le système d'achat qui lui convient en fonction de ses propres priorités.

1 Les lieux et les systèmes d'achat

- **Les magasins de proximité spécialisés** vendent les produits au détail, ils sont souvent plus chers qu'en grande surface. Comme ils sont situés dans les centres villes et les quartiers résidentiels, ils sont accessibles sans voiture. L'aspect relationnel et le conseil y sont privilégiés.
- **Les « Hard-discount »** proposent des produits à dominante alimentaire, présentés simplement. Ils offrent un choix plus réduit de produits, sans marque nationale, mais à des prix plus bas.
- **Les supermarchés** proposent en libre-service un choix important de produits à dominante alimentaire.

Le temps passé à l' achat est moins important en hard-discount et supermarché qu' en hypermarché, en raison de leur surface moins importante.

- **Les hypermarchés** proposent une grande variété de produits en libre-service, à des prix souvent moins élevés qu'en commerces de proximité. Ils évitent de se déplacer dans plusieurs magasins. Leur situation à la périphérie des villes nécessite des déplacements en voiture.

Les produits proposés dans les grandes surfaces sont vendus en plus grande quantité. Le temps d' attente en caisse dans ces magasins allonge la durée des courses.

- **L'achat en ligne** offre l'avantage d'effectuer des achats sans avoir à se déplacer et de profiter des coûts réduits. Il présente un peu plus de risques : paiement en ligne plus ou moins sécurisé, déception à réception du produit, défaut de livraison.

2 Le commerce équitable

Le commerce équitable est un système d'échanges de produits et services entre des consommateurs des pays développés et des producteurs situés dans des pays du Sud (en développement).

Le consommateur qui choisit ce type de produit, dans un magasin spécifique ou en grande surface, contribue à améliorer les revenus des producteurs, assurés d'un prix de vente minimum et stable. Il favorise le développement de projets locaux (éducation, santé, eau potable, usine) et la protection de l'environnement... En contrepartie, les produits ou services sont un peu plus chers.

Les circuits de distribution

Le producteur peut vendre directement ses produits au consommateur (ex : fruits et légumes), mais le plus souvent il les vend à une centrale d'achat ou à un grossiste. Ces intermédiaires augmentent le coût du produit en général répercuté sur le prix de vente au consommateur.

Les différents circuits du producteur au consommateur

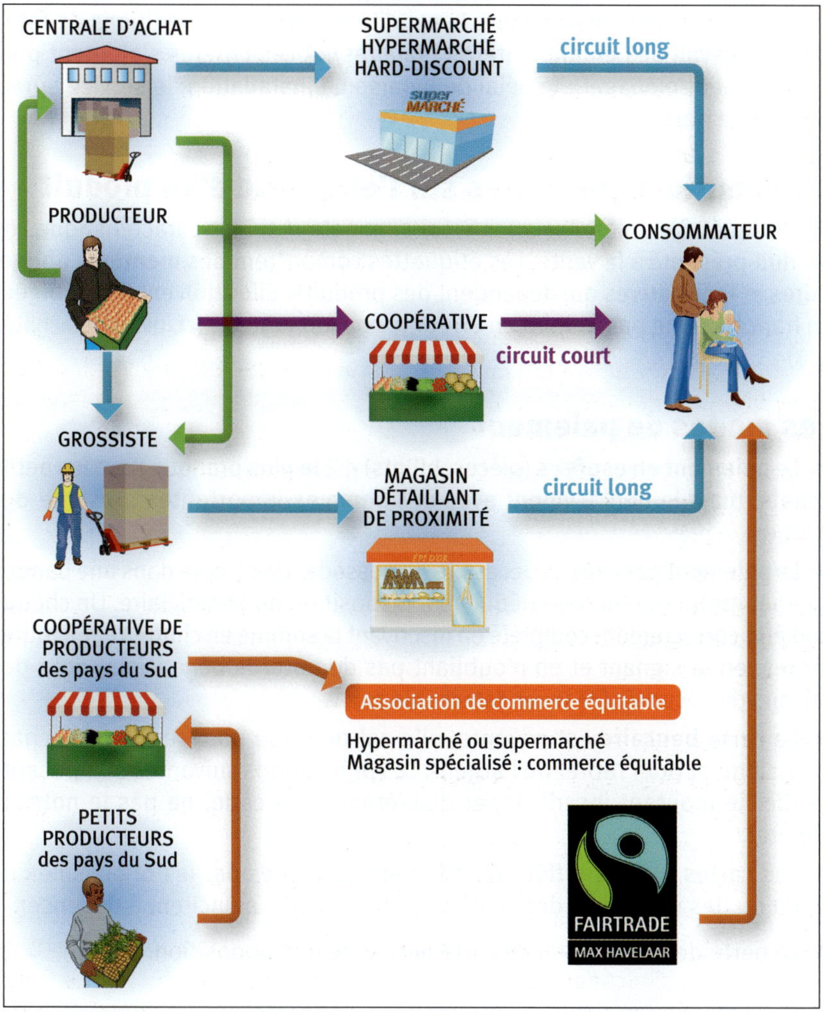

11 Les achats

Tout achat implique de se fixer ses critères de choix, de décoder les étiquettes des produits et de sélectionner un moyen de paiement.

1 Les critères de choix

Le prix est un critère de choix primordial, mais il doit être mis en relation avec la qualité. Les autres critères à prendre en compte sont : les conditions de paiement, les caractéristiques du produit (ex : nature du textile pour un vêtement...) la marque, l'esthétique, la solidité et l'éthique (conditions de fabrication : travail des enfants interdit, salaires). À ces critères s'ajoutent pour l'équipement ménager : le délai de livraison, l'installation, le service après-vente et la garantie.

2 Les mentions présentes sur l'étiquette d'un produit

- **L'étiquetage** doit renseigner le consommateur sur les caractéristiques du produit présenté à la vente. Les étiquettes comportent des **mentions obligatoires et facultatives** qui dépendent des produits. Elles doivent être rédigées en français et ne pas induire en erreur le consommateur. **(cf. livret détachable p. 8)**

3 Les modes de paiement

- **Le paiement en espèces** (pièces, billets) est le plus pratique pour les petits achats, mais le déplacement avec des sommes importantes présente des risques.
- **Le paiement par chèque** nécessite de posséder un compte dans une banque qui met gratuitement des chéquiers à disposition du bénéficiaire. Un chèque doit être correctement complété en inscrivant la somme en chiffres et en toutes lettres, en le signant et en n'oubliant pas de noter le bénéficiaire pour des raisons de sécurité. **(→ livret détachable p. 7)**.
- **La carte bancaire** est payante, elle est pratique pour régler des achats et également pour retirer de l'argent. Les précautions suivantes s'imposent : vérifier le montant inscrit, taper discrètement le code, ne pas le noter ni l'égarer.
- **Les cartes à débit différé ou de crédit**, délivrées par les organismes de crédit ou des magasins, donnent lieu à des intérêts et incitent à dépenser.
- La perte de chéquier ou de carte nécessite une opposition.

Signes repérables sur l'étiquette d'un produit

Le consommateur peut repérer des signes qui le renseignent sur la qualité du produit, sa conformité par rapport à la réglementation ou sur l'aspect éthique du moyen de production.

SIGNE	PRODUIT COMPORTANT LE SIGNE	CARACTÉRISTIQUES DU PRODUIT
SIGNES OFFICIELS DE QUALITÉ → délivrés pas un organisme indépendant certificateur qui effectue des contrôles renforcés.		
label Rouge	Charcuterie, volaille, œufs poissons, fromages, fruits et légumes...	Signe français qui désigne un produit qui, par ses conditions de production et de fabrication, a un niveau de qualité supérieure.
AB AGRICULTURE BIOLOGIQUE	Produits alimentaires	Logo européen qui garantit un mode de production respectueux de l'environnement et du bien-être des animaux.
SPÉCIALITÉ TRADITIONNELLE GARANTIE ; APPELLATION D'ORIGINE PROTÉGÉE ; appellation d'origine contrôlée AOC FRANCE	Produits alimentaires (vins, fromage, beurre, crème...)	Signe français ou européen qui désigne un produit dont les étapes de fabrication sont réalisées selon un savoir-faire reconnu.
PRODUIT CERTIFIÉ	Produits alimentaires	Produit qui comporte des caractéristiques spécifiques, présente une qualité supérieure à un produit standard.
ECO EMBALLAGES	Emballage de produits	Atteste que l'entreprise qui a mis cet emballage sur le marché contribue à Eco-emballage pour la collecte, le tri et le recyclage. Ce logo ne signifie pas qu'il est recyclable.
SIGNES DE CONFORMITÉ → attestent que le produit est conforme à la réglementation		
CE	Produits industriels (jouets, appareils électriques...).	Conforme à la réglementation européenne au niveau de la sécurité, de la protection de la santé et de l'environnement.
SIGNES SUR L'ÉTHIQUE → attestent que le produit est fabriqué dans de bonnes conditions : respect des travailleurs ou de l'environnement		
ARTISANS DU MONDE POUR UN COMMERCE ÉQUITABLE ; FAIRTRADE MAX HAVELAAR	Denrées alimentaires, textile, jouets, objets de décoration, artisanat...	Garantissent que le produit respecte les critères du commerce équitable : assure un juste prix au producteur et limite les intermédiaires coûteux.
NF ENVIRONNEMENT ; EU Ecolabel www.ecolabel.eu	Toute catégorie de produits, à l'exception des denrées alimentaires et des produits pharmaceutiques.	Distinguent des produits et services plus respectueux de l'environnement.

12 Les contrats et les assurances

Le contrat de consommation est un accord écrit ou oral entre deux parties qui s'engagent à en respecter les termes. Les assurances garantissent l'assuré contre des événements malheureux qui peuvent lui arriver ou qu'il peut causer aux autres.

1 Les différents contrats de consommation

- **Un contrat de vente** engage l'acheteur à payer le prix noté dans le contrat et le vendeur à livrer le produit conforme (en bon état), dans un délai inférieur à sept jours.
- **Un contrat de location** (ou bail) engage le locataire à payer le loyer aux dates fixées dans le contrat. Il bénéficie en échange d'une mise à disposition du bien par le bailleur (propriétaire) pendant la durée indiquée dans le contrat.
- **Un contrat de location avec option d'achat** donne la possibilité au locataire d'acheter le bien à la fin du contrat à un prix fixé à l'avance.

2 Les droits et les obligations de chaque partie signataire d'un contrat

En cas de non-respect par l'une ou l'autre des parties (ex. vendeur ou acheteur), le contrat peut être rompu. L'acheteur peut, par exemple, annuler le contrat par lettre recommandée avec accusé de réception si un équipement n'est pas livré dans un délai de sept jours. Il peut se faire aider dans ses démarches par une association de consommateurs ou, s'il n'obtient pas satisfaction, demander une conciliation ou saisir la justice.

3 Les assurances

- Les cotisations de l'ensemble des assurés permettent d'indemniser l'assuré victime ou responsable d'un sinistre (événement malheureux).
- **Les assurances obligatoires** servent à réparer les dommages causés aux autres en cas de sinistre : **assurance responsabilité civile** pour chaque véhicule, **assurance contre l'incendie et les dégâts des eaux** pour un locataire.
- **Les assurances facultatives** ont pour but de dédommager l'assuré et ses proches (conjoint, enfants) des pertes subies en cas de sinistre : assurance contre le vol, assurance dommages tous risques d'un véhicule, annulation voyage...

Les démarches à effectuer en cas de sinistre

En cas de sinistre, l'assuré doit faire une déclaration dans le délai prévu par le contrat, de préférence par écrit, par lettre recommandée avec accusé de réception. Elle doit mentionner la date, la cause et les conséquences du sinistre. En cas d'accident de la route, le constat amiable est un document officiel signé par les deux parties qui permet aux assureurs de déterminer les responsabilités de chacun. En cas de vol, il faut en plus déposer une plainte à la gendarmerie ou au commissariat de police dans un délai de 24 heures.

Modèle de lettre de déclaration de sinistre à une compagnie d'assurance

M : **Nom, prénom**
Nom de la compagnie d'assurance
Adresse, téléphone

A : **ville** le : **date**

Objet : déclaration de sinistre : **vol, incendie, dégât des eaux.... dommages causés.**

Référence contrat d'assurance : XXXXXXXXXXXXX XX

Madame, Monsieur,

Je vous informe par la présente de la survenance d'un sinistre (**vol, incendie, dégât des eaux, dommages causés**) en date du : **jour/mois/année.**

➢ **En cas de dégâts des eaux :**

Veuillez trouver ci-joint le constat amiable dégâts des eaux qui décrit les circonstances du sinistre.

➢ **En cas de sinistre engageant votre responsabilité :**

Décrire les circonstances du sinistre.

➢ **En cas de vol :**

Mon véhicule (**moto, voiture**) de marque (**XXXXX**), immatriculé (**XXXXX**), a été volé dans les circonstances suivantes :...
Veuillez trouver ci-joint le récépissé du dépôt de plainte au commissariat

➢ **En cas d'accident automobile ou moto :**

Veuillez trouver ci-joint le constat amiable automobile qui décrit les circonstances de l'accident.

Veuillez agréer, Madame, Monsieur, l'expression de mes salutations distinguées.

Signature

13 Les organismes de protection du consommateur

Des organismes contrôlent tout type de produit aux différents stades de leur fabrication pour préserver la santé du consommateur. Toutefois, celui-ci peut s'adresser en cas de problème aux organismes publics ou privés pour s'informer, connaître ses droits et les faire respecter.

1 Les organismes publics d'information et de défense du consommateur

L'Institut National de la Consommation dépend du ministère de la consommation. Il réalise des essais comparatifs et des enquêtes, informe les consommateurs sur leurs droits et édite une revue (60 millions de consommateurs).

2 Les organismes privés d'information et de défense du consommateur

- **Les associations de consommateurs** sont indépendantes des pouvoirs publics et composées de membres bénévoles. Elles informent la population à travers les médias (ex. : *revue Que choisir* pour L'UFC : Union Fédérale des Consommateurs). Elles réalisent des essais comparatifs et représentent les consommateurs dans les organismes à l'échelon national et local.
- **Au niveau local**, elles conseillent et défendent les consommateurs en cas de litige, à condition de régler le montant de l'adhésion à l'association.

3 La sécurité sanitaire du consommateur

- **Le principe de précaution** permet aux pouvoirs publics de prendre des mesures rapides (retrait ou rappel d'un produit...) pour éviter des dommages graves et irréversibles sur la santé du consommateur en présence d'un risque.
- **La veille sanitaire** est la surveillance en continue des signes qui traduisent un risque pour la santé de la population. Elle permet une réponse rapide en cas de problème : épidémie... La veille sanitaire est assurée par l'InVS (l'Institut de Veille Sanitaire), l'ANSES (Agence Nationale de Sécurité Sanitaire de l'alimentation, de l'environnement et du travail) et l'ARS (Agence Régionale de Santé).

Exemples d'actions assurant la sécurité sanitaire du consommateur

Affaire du sang contaminé ou du médiator, maladie de la vache folle, canicule de 2003 : ces crises sanitaires ont marqué les esprits. Pourtant, des contrôles et les réglementations se sont multipliés. Les actions des pouvoirs publics permettent de diminuer le risque sanitaire, mais sans pouvoir le supprimer complètement.

Actions des pouvoirs publics pour protéger la santé des consommateurs	Justification
À ce jour, les études scientifiques n'ont pas permis de montrer avec certitude que l'usage du téléphone mobile présentait des risques sur la santé. Cependant, le Ministre de la santé a décidé le 21 juin 2010, d'appliquer le principe de précaution en conseillant de limiter l'usage du téléphone mobile et principalement pour les enfants.	**Principe de précaution :** Limiter les effets sur la santé et particulièrement sur les enfants.
Une étude de l'InVS parue dans le journal *20 minutes* le 15 mars 2011 révèle la présence anormale de pesticides dans le sang des Français. Certains sont cancérigènes ou peuvent favoriser des nausées, des troubles musculaires ou des vertiges.	**Veille sanitaire par l'INVS :** réaliser des études permettant de prendre des mesures.
Les analyses effectuées dans les laboratoires de l'ANSES (l'Agence Nationale de Sécurité Sanitaire de l'alimentation, de l'environnement et du travail) ont pour but d'assurer une surveillance des bactéries pouvant entraîner des infections d'origine alimentaire (Salmonelles). Des enquêtes permettent un suivi de l'évolution du nombre de personnes atteintes.	**Contrôle et veille sanitaire :** Prendre des mesures si nécessaire.
Juin 2011 : cinq enfants ont été hospitalisés au CHU de Lille après avoir été victimes de diarrhées sanglantes importantes, apparemment liées à la consommation de steaks hachés surgelés. Dans l'attente de résultats complémentaires, la direction générale de la santé a imposé des mesures de retrait et de rappel préventif de tous les steaks hachés surgelés suspects de la marque S......	**Principe de précaution :** Éviter que d'autres consommateurs ne soient contaminés.

TEST - TEST - TEST - TEST - TEST

TESTEZ VOS CONNAISSANCES

LA GESTION DU BUDGET

1. Cochez pour chaque affirmation la (ou les) bonne(s) réponse(s).

Le budget c'est :

a) prévoir sur une période donnée les revenus et les dépenses d'une famille. ❑
b) recevoir un salaire et l'utiliser pour faire face aux dépenses. ❑
c) dépenser la totalité de ses revenus. ❑

Un budget excédentaire c'est :

a) les recettes qui sont supérieures aux dépenses ❑
b) dépenser plus que ce que l'on gagne. ❑
c) mettre de l'argent sur un livret A. ❑

L'épargne c'est :

a) L'argent utilisé quotidiennement pour payer les factures du mois. ❑
b) Une somme économisée pour faire face à des imprévus. ❑
c) Une réserve d'argent disponible. ❑

Les revenus sociaux ce sont :

a) le 13e mois. ❑
b) l'allocation logement. ❑
c) Les bourses scolaires. ❑

Les revenus du travail ce sont :

a) le salaire. ❑
b) les allocations familiales. ❑
c) les primes. ❑

Les charges fixes ce sont :

a) les impôts. ❑
b) des dépenses alimentaires. ❑
c) l'assurance logement. ❑

2. Cochez, pour chaque situation, le budget correspondant.

Situation	Budget équilibré	Budget déficitaire	Budget excédentaire
Guillaume a fait les comptes pour le mois de janvier, il a payé toutes ses factures sans utiliser son épargne mais il ne lui reste pas d'argent.			

Marie a économisé 200 euros au mois de mars.			
Mathilde a dépensé beaucoup d'argent début juillet pour les soldes d'été, elle n'arrive pas à payer toutes ses factures.			

LE CRÉDIT ET LE SURENDETTEMENT

1. Reliez chaque terme à sa définition.

Achat au comptant ●	● Groupe de personnes géré par la Banque de France qui se réunit pour étudier le dossier de la personne surendettée et proposer des solutions
	● Paiement intégral du bien au moment de l'achat
Commission de surendettement ●	● Somme d'argent prêtée par un organisme pour acheter un bien et remboursée petit à petit en y ajoutant les intérêts.
Situation de surendettement ●	● Période pendant laquelle l'emprunteur a le droit de renoncer au crédit
Crédit renouvelable ●	● Prêt d'argent qui prévoit une somme d'argent disponible qui se renouvelle au fur et à mesure du remboursement du crédit.
Délai de rétractation ●	● État d'un particulier qui se retrouve durablement en situation financière difficile
Achat à crédit ●	

2. Cochez les mesures qui permettent d'éviter les situations de surendettement.

a) Reprendre un crédit renouvelable en cas de difficultés financières. ❑
b) Établir un budget familial. ❑
c) Attendre d'avoir économisé pour s'acheter un bien. ❑
d) Utiliser une carte de crédit à débit différé pour pouvoir acheter sans attendre de percevoir son salaire. ❑
e) Essayer de mettre chaque mois une petite somme d'argent en réserve sur un livret d'épargne. ❑
f) Mensualiser certaines dépenses : impôts, électricité, gaz... ❑
g) Rembourser le plus rapidement possible ses dettes. ❑
h) Emprunter de l'argent à différents copains. ❑
i) Acheter à crédit la plupart des biens de consommation (voiture, mobilier, Hifi, électroménager...). ❑

LES CIRCUITS COMMERCIAUX

▶ Associez chaque priorité du consommateur au lieu d'achat qui lui convient par une flèche.

Je n'aime pas faire des courses et j'ai peu de temps disponible.	●	●	Magasin spécialisé de commerce équitable ou rayon commerce équitable d'un hypermarché.
Je souhaite avoir du choix et me garer facilement.	●	●	Achat en ligne.
Je veux que mon achat améliore le niveau de vie de petits producteurs des pays en voie de développement.	●	●	Commerce de proximité.
J'aime bien être conseillé dans mes achats et faire mes courses sans prendre la voiture.	●	●	Hypermarché.

LES ACHATS

▶ 1. Associez chaque situation au signe qui lui convient.

Je souhaite acheter des pêches cueillies à maturité et sélectionnées par leur goût.	●	● a)	FAIRTRADE MAX HAVELAAR
Je désire acheter des œufs produits naturellement en respectant le bien-être des poules.	●	● b)	Label Rouge
Je préfère acheter du jambon préemballé de qualité (meilleur goût...).	●	● c)	
Je souhaite acheter un produit éthique en étant certain que le prix payé au producteur est juste.	●	● d)	PRODUIT CERTIFIÉ

▶ 2. Consultez le **livret détachable p. 8.**
Cochez les mentions obligatoires sur une étiquette de jambon cuit préemballé.

a) Dénomination. ☒

b) Quantité nette. ☒

c) Marque. ☐

d) Code-barres. ☐
e) Liste des constituants alimentaires (glucides, lipides, protides). ☐
f) Date limite de consommation. DLC ☒
g) Témoin fraîcheur. ☐
h) Numéro de lot. ☒
i) Liste des ingrédients. ☒
j) Valeur énergétique. ☐
k) Coordonnées du fabricant. ☒
l) Marque de salubrité. ☒
m) Besoins énergétiques journaliers. ☐

LES CONTRATS ET LES ASSURANCES

1. Barrez dans la liste suivante les assurances qui sont facultatives.

Assurance incendie pour un locataire — Assurance contre le vol de voiture – assurance responsabilité civile — Assurance tous risques voiture – Assurance dégâts des eaux pour un locataire — Assurance annulation d'une location de vacances.

2. Parmi les affirmations proposées, indiquez celles qui sont fausses et celles qui sont vraies.

a) Le vendeur a trois semaines de délai pour livrer un appareil ménager commandé.
b) L'acheteur a le droit d'être remboursé du prix de vente d'un objet livré en mauvais état.
c) Un contrat de vente n'engage que le vendeur.
d) Un contrat de location s'appelle également un bail.

LES ORGANISMES DE PROTECTION DU CONSOMMATEUR

Associez chaque situation à l'organisme (ou aux organismes) compétent(s).

J'ai un litige avec un plombier qui refuse d'intervenir de nouveau sur l'installation d'une salle d'eau dont le bac à douche fuit.	•	•	Association locale de L'UFC Que choisir
		•	L'ANSES
Avant d'acheter un appareil photo je désire consulter des études comparatives.	•	•	Revue 60 millions de consommateurs.
Je désire consulter un rapport sur les effets sur la santé du bisphénol A.	•	•	Revue Que Choisir ?

14 La qualification professionnelle

La qualification professionnelle est l'aptitude d'une personne à exercer un emploi. Un individu en recherche d'emploi atteste de son niveau de qualification auprès d'un employeur en lui présentant un diplôme, un certificat de qualification professionnelle, ou un titre professionnel.

1 Les cursus de formation après la troisième

- Un élève peut se diriger, après une classe de troisième, vers la voie professionnelle, technologique, ou générale. Des passerelles existent entre ces différentes voies pour les élèves désirant changer d'orientation ou évoluer dans leur projet professionnel.
- La voie professionnelle prépare un diplôme permettant de déboucher directement vers un emploi alors que la voie générale nécessite une poursuite d'études après obtention du diplôme.

2 La certification professionnelle

La certification professionnelle est la preuve du niveau du salarié, elle est inscrite dans le RNCP (répertoire national de certifications professionnelles). Elle permet au salarié d'obtenir un travail qui correspond à son niveau de qualification.

- Les niveaux de qualification professionnelle sont en relation avec le diplôme obtenu et s'échelonnent de I à V :
  - Niveau V : CAP ou BEP, qualification d'ouvrier ou d'employé qualifié ;
  - Niveau IV : Bac, Brevet de technicien ou Brevet Professionnel, qualification d'agent technique ou de technicien ;
  - Niveau III : BTS ou DUT ;
  - Niveaux I et II : Licence, Master, Diplôme d'Ingénieur...
- Les diplômes professionnels délivrés par l'Éducation Nationale sont valables sur toute la France. Une personne peut accéder à un niveau supérieur en poursuivant des études par la voie initiale (de 16 à 25 ans) ou continue (tout au long de la vie).
- Les Certificats de Qualification Professionnelle (CQP) sont créés par les branches professionnelles (entreprises d'un même secteur d'activité : bâtiment, service...). Ils permettent une reconnaissance des compétences acquises par la formation professionnelle et/ou l'expérience.
- Les titres professionnels sont délivrés par le Ministère du Travail, de l'Emploi et de la Santé (ex : employé commercial en magasin...). Ils se préparent dans des organismes de formation professionnelle continue.

Les cursus de formation après un CAP

Après avoir obtenu un CAP, un élève peut chercher du travail, ou poursuivre ses études vers un Bac professionnel en intégrant une première professionnelle ou une seconde professionnelle. Il peut également compléter ses compétences par une MC (Mention Complémentaire) diplômante, une FCIL (Formation Complémentaire d'Initiative Locale) non diplômante, un BP (Brevet Professionnel)...

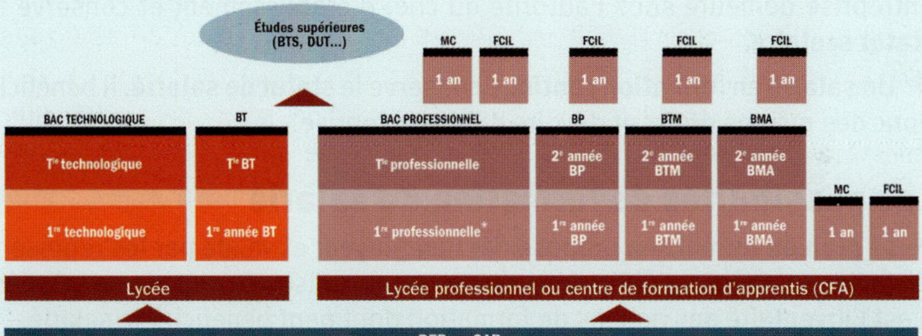

BMA : brevet des métiers d'art
BP : brevet professionnel
BT : brevet de technicien
BTM : brevet technique des métiers
BTS : brevet de technicien supérieur
CAP : certificat d'aptitude professionnelle
DUT : diplôme universitaire de technologie
FCIL : formation complémentaire d'initiative locale
MC : mention complémentaire

* Après un CAP, les élèves peuvent intégrer une seconde professionnelle ou une première professionnelle.

Source : Après le CAP ou le BEP, www.onisep.fr

Que font les élèves après :

➤ leur CAP ?

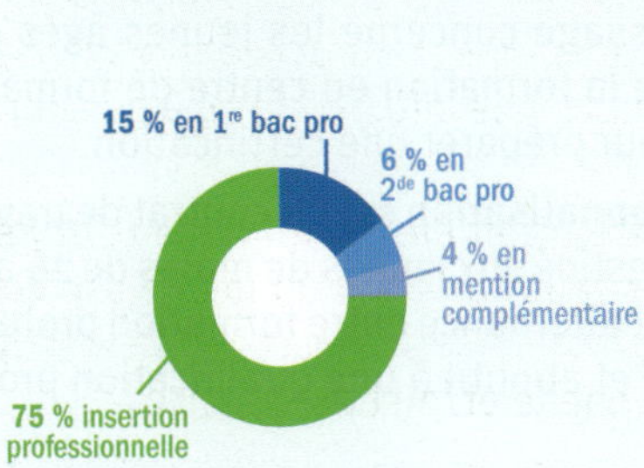

Source : Ministère de l'Éducation nationale, de la jeunesse et de la vie associative, DEPP.

15 La formation initiale et continue

La formation initiale s'effectue par la voie scolaire ou la voie de l'apprentissage. La formation continue est un droit pour tout salarié qui désire, à tout moment, compléter ses compétences, acquérir une qualification, ou changer d'orientation.

1 Le statut de la personne en formation

- **Un élève ou un étudiant en formation initiale** qui effectue un stage en entreprise demeure sous l'autorité du chef d'établissement et conserve le **statut scolaire.**
- **Un salarié en formation continue** conserve le **statut de salarié**. Il bénéficie donc des mêmes droits et devoirs qu'en entreprise.

2 Les possibilités de formation du salarié

- **Le plan de formation**, proposé par l'employeur et validé par les représentants des salariés, est obligatoire dans les entreprises de plus de 50 salariés. Il est l'inventaire des actions de formation dont peut bénéficier le salarié.
- **Le droit individuel de formation (DIF)** permet au salarié de bénéficier de formations, après accord de l'employeur, pendant ou en dehors de son temps de travail. Chaque année, le DIF donne droit à 20 heures de formation rémunérées ou indemnisées avec un maximum de 120 heures sur 6 ans.
- **Le congé individuel de formation (CIF)** donne la possibilité au salarié de suivre une formation de son choix, d'une durée maximale d'un an. Pour y avoir droit, il doit remplir des conditions d'ancienneté (24 mois) et obtenir l'autorisation de son employeur.

3 Les contrats

- **Le contrat d'apprentissage** concerne les jeunes âgés de 16 à 25 ans. Il prévoit **l'alternance** entre la formation en centre de formation et la mise en pratique en entreprise pour préparer une certification.
- **Le contrat de professionnalisation** est un contrat de travail, à durée déterminée ou indéterminée, destiné aux jeunes de moins de 26 ans ou aux demandeurs d'emploi. Il prévoit l'alternance entre formation professionnelle et activités en entreprise privée et aboutit à une qualification professionnelle.

Comparaison entre différents types de contrats

Il est important pour tout individu sous statut scolaire ou sous statut de salarié de lire attentivement le contrat qui le lie à l'entreprise avant de le signer, afin que chaque partie puisse connaître ses droits, ses obligations.

TYPE DE CONTRAT	CONVENTION DE FORMATION EN ENTREPRISE	CONTRAT D'APPRENTISSAGE en CDD (contrat à durée déterminée)	CONTRAT DE PROFESSIONNALISATION en CDD ou en CDI (contrat à durée indéterminée)
Statut	Statut scolaire	Statut de salarié	
Signatures	Futur stagiaire et/ou son représentant légal (si mineur), chef d'établissement, employeur	Apprenti et/ou son représentant légal (mineur), responsable centre de formation, employeur	Salarié, employeur
Durée	Variable, notée dans la convention	en général 2 ans (durée de préparation du diplôme)	6 à 12 mois 24 mois dans certains cas (ex : préparation d'un examen)
Formation	Établissement scolaire ou universitaire	UFA : unité de formation par apprentissage ou CFA : centre de formation des apprentis	Organisme de formation ou service de formation de l'entreprise
Rémunération	Absence de rémunération Gratification au-delà de 2 mois	De 25 à 78 % du SMIC selon l'âge	55 % à 100 % du SMIC en fonction de l'âge, de la qualification ou de la situation (demandeur d'emploi : 100 %)
Obligations de l'employeur	Encadrement du stagiaire par un salarié de l'entreprise (tuteur)	Versement d'un salaire Prise en charge des frais de formation Désignation d'un maître d'apprentissage	Versement d'un salaire Prise en charge des frais de formation Désignation d'un tuteur facultative
Obligations de la personne formée	Respect des horaires, du règlement intérieur, du secret professionnel, des règles de sécurité.	Respect des horaires, du règlement intérieur, du secret professionnel, des règles de sécurité Travail 35h par semaine Assiduité aux cours	
Droits de la personne	Protection accident du travail...	Congés payés, protection maladie, accident de travail...	
Droits de l'employeur	Possibilité d'arrêt de la période de formation en entreprise en cas de manquement du salarié à ses obligations en accord avec le chef d'établissement	Possibilité de rompre le contrat en cas de manquement du salarié à ses obligations ou en cas d'inaptitude.	Procédure de licenciement

16 La validation des acquis de l'expérience

La VAE ou Validation des Acquis de l'Expérience est la reconnaissance par une certification des compétences acquises au cours de la vie professionnelle ou personnelle, sans suivre un parcours de formation.

1 Les avantages de la VAE

- La VAE est un droit, inscrit dans le code du travail, qui donne la possibilité de faire-valoir l'expérience acquise par le travail ou l'engagement personnel pour obtenir en totalité ou partiellement un diplôme, un titre professionnel ou un certificat de qualification professionnelle.

- La VAE permet d'accéder à une formation sans avoir le diplôme normalement exigé. Par exemple, le bénéficiaire titulaire d'un CAP peut postuler directement pour une préparation à un BTS, sans passer par un bac général ou professionnel.

2 Les conditions d'accès à la VAE

Dès l'entrée dans la vie active, tout individu doit conserver les traces de ses expériences : contrats de travail, fiches de paye... Le candidat peut se servir du **passeport bénévole** pour prouver ses activités dans une association ou un syndicat. Ce document précise les compétences développées, attestées par le responsable de la structure.
Deux conditions sont nécessaires pour bénéficier d'une VAE :
- justifier d'**au moins trois ans d'expérience**, en continu ou non, en tant que salarié, non salarié et/ou bénévole dans un syndicat ou une association ;
- viser une certification en rapport avec l'expérience acquise.

3 Le financement

Le candidat peut obtenir une aide financière pour financer sa VAE, la passer dans le cadre de son congé individuel de formation (CIF), du droit individuel de formation (DIF) ou du plan de formation.
Les demandeurs d'emploi, les bénévoles, les bénéficiaires de minima sociaux et certains salariés peuvent utiliser le **pass VAE**, qui comprend quatre chèques matérialisant chaque étape de l'accompagnement.

Le déroulement d'une VAE

Après avoir défini son projet professionnel, le candidat doit s'adresser à l'organisme certificateur, organisme de formation qui délivre la certification visée. Il remplit les livrets 1, puis 2, et présente son dossier à un jury chargé de vérifier la correspondance entre les compétences développées et celles exigées pour obtenir la certification. Il peut bénéficier d'un accompagnement l'aidant à mettre en relation les compétences acquises à travers ses expériences avec celles exigées pour la certification.

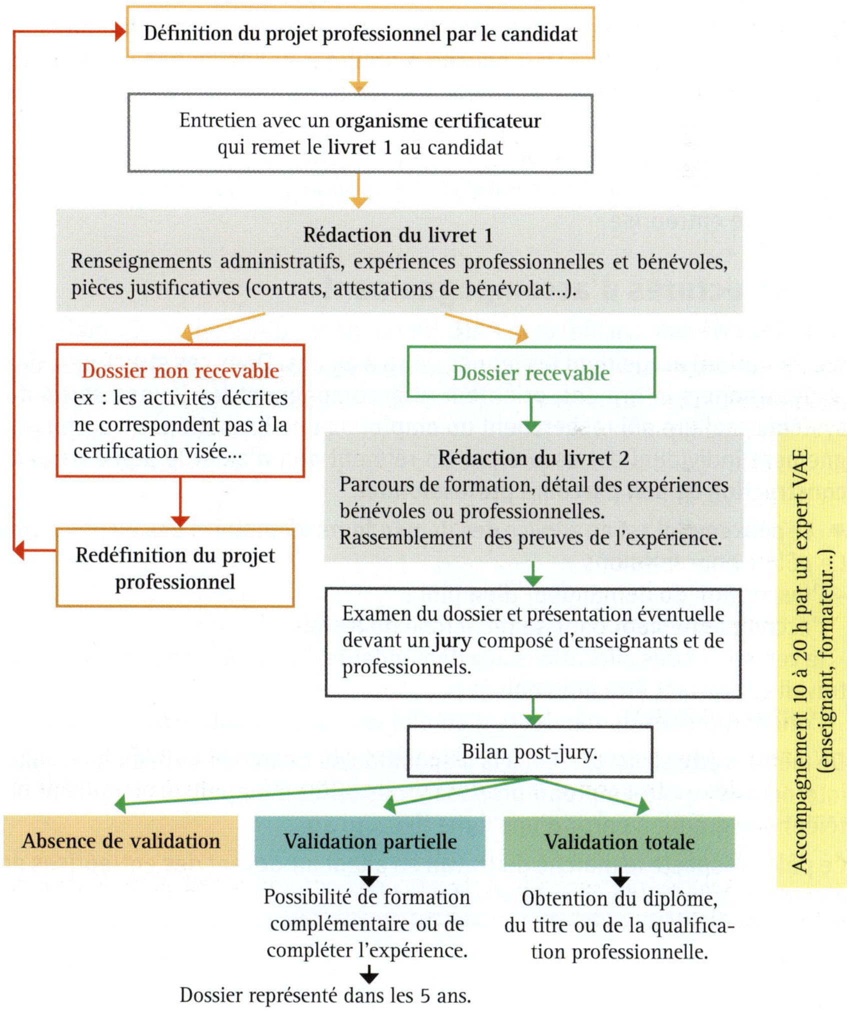

17 Les structures d'aide à la recherche d'emploi

L'obtention d'un emploi dépend des compétences professionnelles, mais aussi des démarches entreprises. Des outils d'aide et des structures d'accompagnement sont à la disposition du demandeur d'emploi afin de le guider dans ses recherches.

1 Les outils d'aide à la recherche d'emploi

En premier lieu, il est conseillé d'évoquer sa recherche d'emploi auprès de ses amis, de sa famille… Le **« bouche à oreille »** donne en général de bons résultats. La **presse locale et régionale, les sites internet** (www.meteojob.com…) permettent de prendre connaissance des offres d'emploi ou de déposer des annonces de demandes d'emploi. Le demandeur d'emploi peut aussi avoir recours **aux lettres de candidatures spontanées**, ou **contacter par téléphone** une entreprise.

2 Les structures d'accompagnement

- **La ML** (Mission Locale) et **la PAIO** (Permanence d'Accueil d'Information et d'Orientation) accueillent les jeunes de 16 à 25 ans. Dans ces structures, des professionnels informent, orientent et accompagnent les jeunes sortis du système scolaire qui recherchent **un emploi** ou **une formation.** Un accompagnement individuel est assuré par un référent afin d'aider le jeune dans la **construction de son parcours professionnel**.

- **Le pôle emploi** est au service **des demandeurs d'emploi** et **des employeurs.** Ce pôle a pour missions :

- l'inscription du demandeur d'emploi ;
- l'accompagnement dans sa recherche de travail ;
- le versement des allocations aux demandeurs d'emploi ayant « perdu » leur travail et pouvant être indemnisés ;
- l'orientation des demandeurs d'emploi vers une formation ou un stage.

De même, cette structure met à la disposition du demandeur d'emploi un site internet **www.pole-emploi.fr** proposant des offres d'emploi ou un numéro de téléphone gratuit à partir d'une ligne fixe : **39 49**.

Ce pôle prospecte le marché du travail en allant au-devant des entreprises et en aidant celles-ci dans leurs recrutements.

Vers quelles structures d'aide à la recherche d'emploi s'orienter ?

- Adresse Internet : **www.pole-emploi.fr**
- Téléphone : **39 49**
- Adresse postale : **recherche locale**

Selon le lieu d'habitation du demandeur d'emploi, il existe aussi d'**autres structures d'aide**, en relation avec **les mairies de quartier** ou **des associations de jeunes.**

- Se renseigner auprès de la mairie.

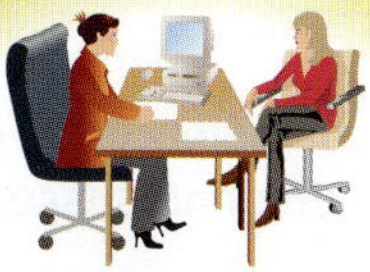

Il est important que la personne en recherche d'emploi connaisse les coordonnées des structures pouvant l'aider dans sa recherche au niveau local.

- Adresse postale : **recherche locale au niveau régional**

Une personne en situation d'handicap peut s'adresser à **Cap Emploi**, à l'**Agefiph** (Association de gestion des fonds pour l'insertion professionnelle des personnes handicapées), ainsi qu'à d'autres associations, selon son lieu d'habitation.

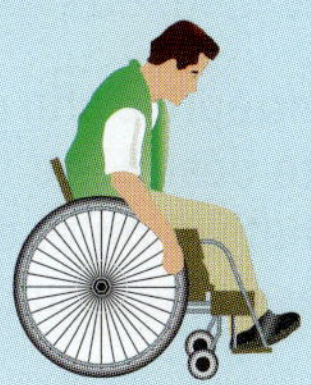

Le Centre Régional d'Information Jeunesse (CRIJ) est une association présente dans toutes les régions.

- Il accueille et informe le public sur les formations initiales, les métiers, l'emploi, la formation permanente, la vie quotidienne.
- Il édite des fiches pratiques, des guides d'informations et organise des ateliers d'aide à la recherche d'emploi.
- Adresse Internet : **www.crij.fr**
- Adresse postale : **recherche au niveau régional**

18 Les démarches de recherche d'emploi

Pour mener ses recherches d'emploi, il est important de maîtriser les démarches. La mise en évidence de ses expériences et compétences professionnelles permet de décrocher auprès d'un employeur un entretien d'embauche, pouvant conduire à un recrutement.

1 Les offres d'emploi

Le Pôle emploi, les journaux locaux, les agences d'intérim, les sites spécifiques peuvent proposer différentes offres présentes sur le marché de l'emploi, mais encore faut-il y répondre correctement et attirer l'attention de l'interlocuteur. (cf. livret détachable p.9-10)

2 Les démarches

Lorsqu'une offre d'emploi est en relation avec les compétences du demandeur, celui-ci doit fournir différents documents à la personne susceptible de le recruter.

1. Un Curriculum Vitae (CV) (cf. livret détachable p.11-12)

Ce document constitue la carte d'identité du demandeur. La présentation doit être soignée (traitement de texte). Il comporte différentes rubriques qui indiquent de manière précise et claire :

- **les coordonnées :** nom, prénom, adresse, date de naissance, téléphone, adresse internet.
- **les expériences professionnelles :** stages effectués lors du cursus scolaire et emplois éventuellement déjà occupés. Il est important de mettre en valeur les activités réalisées et de présenter les expériences les plus récentes en lien direct avec le poste à pourvoir et le profil recherché par l'entreprise.
- **la formation scolaire et les diplômes** obtenus.
- **des compléments d'information :** centres d'intérêts, loisirs, bénévolat.

2. Une lettre de motivation

Cette lettre est rédigée sur une seule page, sans faute, ni rature. Elle peut être manuscrite ou dactylographiée.

Il est nécessaire au préalable de se renseigner sur l'entreprise afin de rédiger une lettre qui réponde aux caractéristiques du poste désiré. Au travers de cette lettre, le candidat doit faire part de sa réelle motivation et démontrer qu'il possède toutes les qualités et compétences nécessaires pour la fonction proposée.

L'entretien d'embauche

Le recruteur après étude du profil du candidat peut le contacter afin de proposer un entretien d'embauche. Il est nécessaire de préparer cet entretien.

Exemples de questions pouvant être posées lors d'un entretien d'embauche

- Quel est votre parcours ?
- Quelles sont vos principales qualités professionnelles ?
- Quels sont vos principaux défauts professionnels ?
- Quels sont vos loisirs ? Que vous apportent-ils ?
- Pourquoi avez-vous répondu à notre annonce ? ou pourquoi voulez-vous travailler dans notre entreprise ?
- Avez-vous déjà réalisé des stages en lien avec votre CAP ? Que vous ont-ils apporté ?
- Aimez-vous travailler en équipe Pourquoi ?

Pour être en confiance le jour de l'entretien, il est conseillé de l'avoir préparé, d'avoir réfléchi à ce que vous pourriez répondre à un certain nombre de questions.

Conseils pour réussir son entretien d'embauche

- Être à l'heure : il vaut mieux arriver à l'avance qu'en retard.
- Éteindre son portable.
- Ne pas mâcher de chewing-gum.
- Être poli, saluer par un : « bonjour Monsieur » ou « bonjour Madame ».
- S'asseoir quand on vous le propose (s'installer au fond de la chaise en se tenant droit).
- Être naturel, mais pas trop décontracté.
- Soigner sa tenue vestimentaire (pas de jogging, pas de baskets).
- Ne pas parler trop vite.
- Bien écouter la question pour y répondre de façon adaptée.
- Ne pas répondre uniquement par oui ou non, essayer d'être précis et de développer les idées.
- Ne jamais dire de mal de vos anciens professeurs, de vos tuteurs lors des stages effectués.
- Être confiant, avoir l'air dynamique et motivé.
- Développer les expériences et qualités en relation avec le poste.

TEST - TEST - TEST - TEST - TEST

TESTEZ VOS CONNAISSANCES

LA QUALIFICATION PROFESSIONNELLE

1. Cochez le niveau de formation correspondant à chaque diplôme.

	Diplôme				
	CAP	Bac professionnel	BEP	Licence Master	BTS
Niveau I ou II					
Niveau III					
Niveau IV					
Niveau V					

2. Complétez les affirmations notées ci-dessous en vous aidant de la liste des mots suivants :

un an, certificat d'aptitude professionnelle, employé qualifié, deux ans, l'insertion professionnelle, la voie professionnelle, ouvrier qualifié, la voie générale ou technologique, 1re ou 2e professionnelle.

a. Après la 3e de collège, les élèves peuvent choisir de s'orienter vers .. .. ou vers ....

b) Une personne peut poursuivre ses études après le CAP vers un niveau IV, en s'orientant directement en ....

c) La mention complémentaire se prépare sur une période de ....

d) Le Brevet Professionnel se prépare sur une période de ....

e) Un CAP débouche sur .... pour 75 % des diplômés

f) Un CAP permet d'accéder à une qualification d' .... ou d' ....

g) L'abréviation CAP signifie : ....

LA FORMATION INITIALE ET CONTINUE

1. Reliez chaque personne en formation à son statut et à ses caractéristiques.

	• **Stagiaire** •	• Prise en charge des frais de formation.
Statut de salarié •		• Congés payés.
	• **Apprenti** •	• Sous la responsabilité du chef d'établissement scolaire.
Statut scolaire •		• Protection en cas d'accident du travail.
	• **Salarié en contrat de professionnalisation** •	• Encadrement obligatoire par un tuteur ou un maître de stage.

2. Répondez par vrai ou faux pour chaque affirmation suivante

a) Le plan de formation donne droit à un crédit d'heures de formation de 20 heures par an. ☐

b) Le contrat de professionnalisation est réservé au secteur privé. ☐

c) Le contrat d'apprentissage est réservé aux jeunes de plus de 25 ans. ☐

d) Un demandeur d'emploi peut bénéficier d'un contrat de professionnalisation. ☐

e) La convention de stage doit être signée par le futur stagiaire ou ses parents (mineur), le responsable de l'entreprise et le chef d'établissement scolaire. ☐

TEST - TEST - TEST - TEST - TEST - TEST

LA VALIDATION DES ACQUIS DE L'EXPÉRIENCE

1. Numérotez dans l'ordre chronologique les étapes de déroulement d'une VAE.

- ◯ rédaction du livret 1
- ◯ recevabilité
- ◯ entretien avec l'organisme certificateur
- ◯ bilan post-jury
- ◯ validation totale
- ◯ examen du dossier et entretien
- ◯ rédaction du livret 2
- ◯ définition du projet professionnel

2. Cochez les réponses exactes.

1) Les conditions exigées pour pouvoir bénéficier de la VAE sont :

- **a)** d'avoir au moins 3 ans d'expérience uniquement professionnelle. ❑
- **b)** d'avoir au moins cinq ans d'expérience. ❑
- **c)** d'avoir au moins trois ans d'expérience professionnelle et/ou bénévole. ❑
- **d)** de posséder une expérience en rapport avec le diplôme souhaité. ❑
- **e)** d'être âgé de plus de 25 ans. ❑

2) La VAE permet :

- **a)** de travailler dans un autre secteur professionnel. ❑
- **b)** d'accéder à des formations sans avoir le niveau de diplôme exigé. ❑
- **c)** d'obtenir un diplôme sans suivre la formation correspondante. ❑
- **d)** la reconnaissance des compétences acquises par l'expérience. ❑
- **e)** d'accéder uniquement à l'enseignement supérieur. ❑

LES STRUCTURES D'AIDE À LA RECHERCHE D'EMPLOI

1. Répondez par vrai ou faux aux affirmations suivantes.

a) La mission locale s'adresse à tous les demandeurs d'emploi. ☐

b) Pôle emploi propose un site internet. ☐

c) Cap Emploi peut aider le salarié en situation de handicap. ☐

d) Le CRIJ existe dans toutes les villes de France. ☐

2. Cochez les affirmations exactes. Le Pôle emploi a pour rôle(s) :

a) d'accompagner les demandeurs d'emploi dans leur recherche de travail. ❑

b) de ne s'occuper que des chômeurs qui n'ont aucune qualification professionnelle. ❑

c) d'inscrire les demandeurs d'emploi. ❑

LES DÉMARCHES DE RECHERCHE D'EMPLOI

1. Cochez les règles à respecter lors d'un entretien d'embauche.

a) être ponctuel. ❑

b) fumer ou mâcher durant l'entretien. ❑

c) laisser son portable ouvert en cas d'appel urgent. ❑

d) ne pas être trop maquillé, ni trop parfumé. ❑

e) être poli. ❑

f) être parfumé exagérément afin de paraître propre. ❑

g) se tenir correctement en se positionnant sur le bord de la chaise. ❑

2. Cochez la réponse exacte.

a) Le CV est la carte d'identité du demandeur, il est composé de différentes rubriques. ❑

b) Le CV permet de préparer son entretien d'embauche. ❑

c) Le CV permet d'expliquer sa motivation par rapport au poste désiré. ❑

19 Les textes de référence de la législation du travail

Le droit du travail comprend le code du travail, la convention collective et le règlement intérieur, qui s'appliquent aux salariés et aux employeurs. Leur consultation permet de connaître les droits et les obligations de chacun.

1 Le code du travail

- **Le code du travail** rassemble les textes qui concernent la **réglementation du travail** en France dans toutes les entreprises du secteur privé : lois, règlements et décrets. Il définit les relations entre salariés et employeurs.
- En cas de non-respect d'un article inscrit dans le code du travail, le salarié ou l'employeur risque une sanction.

2 La convention collective

- La convention collective est un **accord écrit** conclu entre les organisations syndicales représentatives des salariés et une ou plusieurs organisations syndicales d'employeurs. Elle reprend les différents points inscrits dans le code du travail et les complète en les adaptant à des situations particulières rencontrées dans un secteur professionnel.
- Elle précise le champ d'application : secteur géographique et professionnel, activités.
- Elle s'applique quel que soit l'effectif :
  - aux entreprises dont l'employeur adhère à une organisation syndicale qui a signé la convention ;
  - à des entreprises non adhérentes lorsque la convention a été élargie par le ministère chargé du travail ;
  - dans les entreprises où l'employeur décide de l'appliquer.

3 Le règlement intérieur

- **Le règlement intérieur** est un document rédigé par le chef d'entreprise, soumis au comité d'entreprise, aux délégués du personnel et au CHSCT puis contrôlé par l'inspecteur du travail. Ce règlement fixe les règles à appliquer dans l'entreprise dans le **domaine de la sécurité, de l'hygiène et de la discipline**. Il est obligatoire dans les entreprises comprenant au moins 20 salariés. Il doit être affiché dans les lieux de travail et d'embauche.
- Il comprend la nature et l'échelle des sanctions (avertissement, mise à pied...) qui peuvent être prononcées en cas de non-respect du règlement.

Extraits de textes de référence de la législation du travail

Lorsque l'on compare les droits de salariés inscrits dans le code du travail et ceux prévus dans une convention collective, cette dernière est en général plus avantageuse pour le salarié.

Le code du travail et la convention collective sur les congés payés

Extrait du code du travail

Articles L. 3141-1 à L. 3141-31, D. 3141-1 à D. 3141-37

Tout salarié a droit à des congés payés, dès lors qu'il a travaillé, chez le même employeur, pendant un temps équivalent à un minimum de 10 jours de travail effectif. Chaque mois de travail ouvre droit à un congé de 2,5 jours ouvrables*. C'est l'employeur qui organise, selon certaines règles, les départs en congés.

Pendant ses congés payés, le salarié n'a pas le droit de travailler pour le compte d'un autre employeur ni d'avoir une quelconque activité rémunérée.

*Jours ouvrables : du lundi au samedi inclus

Extrait d'une convention collective

Selon l'article 3.9 relatif aux congés payés de la convention collective des commerces de détail de papeterie, fournitures de bureau, bureautique et informatique et de librairie, des congés supplémentaires sont attribués à partir de 20 ans de présence, à raison de :
- 1 jour pour 20 ans ;
- 2 jours pour 25 ans ;
- 3 jours pour 30 ans.

Sauf accord entre les parties, ces congés supplémentaires sont pris en dehors du calendrier des congés principaux, des périodes de rentrées scolaires, universitaires et de fin d'année.

20 Les contrats de travail

Le contrat de travail est un engagement d'une personne (le salarié) à travailler pour le compte d'un employeur et sous sa direction en échange d'une rémunération. Le contrat de travail est dans la plupart des cas écrit.

1 Le rôle du contrat de travail

Le contrat de travail **engage le salarié et l'employeur** à respecter les différents points qui y sont inscrits. Il définit les droits et les obligations de chacun. En cas de non-respect par le salarié, l'employeur peut le sanctionner (mise à pied, licenciement...). En cas de non-respect par l'employeur, le salarié peut faire un recours aux prud'hommes.

- Les obligations de l'employeur sont :
  - de fournir un travail dans les horaires prévus dans le contrat de travail et de donner les moyens de le réaliser ;
  - de verser le salaire prévu correspondant au travail effectué ;
  - de respecter le code du travail et la convention collective (si elle existe) ;
  - de respecter les autres aspects du contrat.
- Les obligations du salarié sont :
  - d'effectuer le travail demandé par l'employeur selon les instructions données ;
  - de respecter les horaires de travail, les règles de sécurité et d'hygiène ;
  - de respecter les autres points du contrat et le règlement intérieur ;
  - de ne pas propager d'informations confidentielles.

2 Les types de contrats de travail

De nombreux types contrats de travail existent, les principaux sont :

- **Le contrat à durée indéterminée (CDI)** mentionne la date de début de contrat, mais pas de date de fin de contrat.
- **Le contrat à durée déterminée (CDD)** est prévu pour un travail d'une durée temporaire en cas de remplacement d'un salarié malade, d'une augmentation provisoire de l'activité ou de travail saisonnier. Il mentionne les dates de début et de fin de contrat.
- **Le contrat unique d'insertion (CUI)** a pour but de faciliter l'insertion des personnes qui ont des difficultés à trouver un emploi. Une convention est établie avec pôle emploi ou le président du conseil général avant la signature du contrat de travail en CDI ou CDD.

Les éléments du contrat de travail

Entreprise de nettoyage Toutclean **Adresse de l'entreprise**
100 rue de LILLE
59100 ROUBAIX

Type de contrat

CONTRAT DE TRAVAIL À DURÉE DÉTERMINÉE

Entre :
La Société Toutclean représentée par Mr Dominique Toutclair agissant en qualité de directeur, d'une part, **Identité de l'employeur**
et Madame Langer Camille demeurant 48 rue la Riandrie 59650 VILLENEUVE D'ASCQ, d'autre part. **Identité et adresse du ou de la salarié (e)**

IL A ÉTÉ CONVENU ET ARRÊTÉ CE QUI SUIT : **Date de début de contrat**

1/ La société Toutclean engage à compter du 12 mars 2012 Mme Langer dans le cadre d'un contrat à durée déterminée afin d'assurer la remise en état du parquet et l'entretien approfondi des vitres et du mobilier dans l'entreprise Marchand en raison d'un surcroît temporaire d'activité résultant de l'intempérie subie par cette entreprise.

2/ Le présent contrat est conclu pour une durée de quatre semaines et prendra fin automatiquement le 6 avril 2012. Mme Langer exécutera les tâches ci-dessus mentionnées en qualité d'agent qualifié de propreté. **Date de fin de contrat**

Type de poste

4/ Sous réserve de la visite médicale décidant de son aptitude, l'engagement de Mme Langer ne deviendra définitif qu'à l'issue d'une période d'essai de 3 jours de travail effectif au cours de laquelle chacune des parties pourra rompre le contrat sans indemnités. **Durée de la période d'essai**

5/ Mme Langer percevra un salaire horaire de 9, 50 euros, pour 35 heures par semaine, qui lui sera versé à la fin de chaque semaine. **Salaire** **Durée hebdomadaire de travail**

6/ Mme Langer aura droit à des congés payés calculés selon les dispositions de la convention collective. À l'issue du présent contrat, Mme Langer aura doit à une indemnité de fin de contrat égale à 10 % du montant de sa rémunération totale brute, selon les dispositions de l'article L 122-3-4 du code du travail. **Congés payés**

7/ La convention collective appliquée dans l'entreprise est la convention collective nationale des entreprises de propreté du 1er juillet 1994. **Convention collective**

Fait en double exemplaire, à Roubaix, le.9 mars 2012.
Signature précédée de la mention : lu et approuvé

Mme C,Langer, salariée Mr D Touclair, directeur

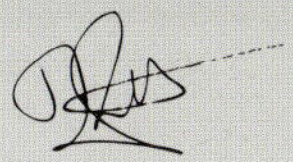

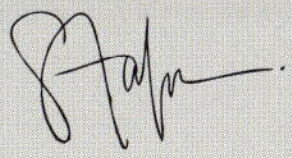

Signatures de l'employeur et du salarié

21 La rémunération du travail

Le salaire est le paiement du travail fourni par le salarié pour un employeur. Il est fixé entre l'employeur et le salarié et inscrit dans le contrat de travail. Il varie en fonction de la qualification, de la durée du travail et parfois du rendement.

1 Les différentes formes de rémunérations

En plus du salaire, le salarié peut percevoir d'autres formes de rémunération : paiement des heures supplémentaires, primes ou indemnités, remboursements de frais de déplacement, de repas ou d'hôtel, majorations en cas d'heures supplémentaires ou de travail de nuit, avantages en nature (voiture de fonction, logement, nourriture...).

2 Le salaire brut et le salaire net

- **Le salaire brut**, ou salaire de base, est en général calculé en multipliant le nombre d'heures travaillées par le taux horaire et en ajoutant les autres formes de rémunération. Les cotisations payées par le salarié et l'employeur (patronales) sont calculées en fonction d'un pourcentage de salaire brut.

- **Le salaire net** est la somme qui reste au salarié après déduction des retenues salariales.

Les **cotisations obligatoires** sont la CSG (contribution sociale généralisée), la CRDS (contribution au remboursement de la dette sociale) et l'assurance maladie, vieillesse et chômage. **Les cotisations facultatives** sont par exemple les mutuelles et les assurances vie.
Le salaire net correspond au salaire brut diminué d'environ 25 % de son montant.

3 Le SMIC

Le montant du salaire doit être conforme à la réglementation. Il est établi par la convention collective si elle existe. Il ne peut être inférieur au **Salaire Minimum Interprofessionnel de Croissance (SMIC)**, sauf pour les catégories suivantes : salariés mineurs ; apprentis ou salariés en contrat de professionnalisation ; travailleurs en situation de handicap.
Le SMIC augmente chaque année et peut également être modifié par décision des pouvoirs publics.

Le bulletin de salaire

Le salarié reçoit en général tous les mois un bulletin de salaire. Il est la preuve que le salarié a travaillé dans l'entreprise et doit être conservé toute la vie. Il comporte des mentions obligatoires.

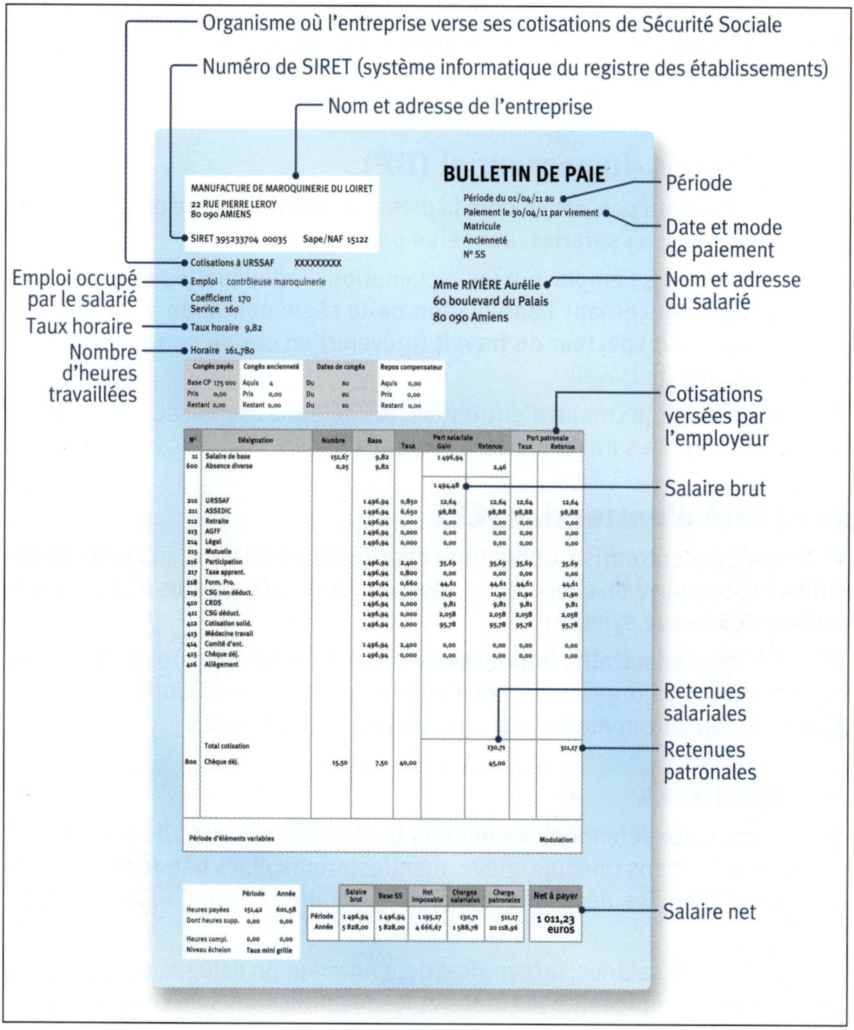

MANUFACTURE DE MAROQUINERIE DU LOIRET
22 RUE PIERRE LEROY
80 090 AMIENS

SIRET 395233704 00035 Sape/NAF 1512z

Cotisations à URSSAF XXXXXXXXX

Emploi contrôleuse maroquinerie
Coefficient 170
Service 160
Taux horaire 9,82
Horaire 161,780

BULLETIN DE PAIE

Période du 01/04/11 au
Paiement le 30/04/11 par virement
Matricule
Ancienneté
N° SS

Mme RIVIÈRE Aurélie
60 boulevard du Palais
80 090 Amiens

Congés payés	Congés ancienneté	Dates de congés	Repos compensateur
Base CP 175 000	Aquis 4	Du au	Aquis 0,00
Pris 0,00	Pris 0,00	Du au	Pris 0,00
Restant 0,00	Restant 0,00	Du au	Restant 0,00

N°	Désignation	Nombre	Base	Part salariale Taux	Part salariale Gain	Part salariale Retenue	Part patronale Taux	Part patronale Retenue
11	Salaire de base	151,67	9,82		1 496,94			
600	Absence diverse	0,25	9,82			2,46		
					1 494,48			
210	URSSAF		1 496,94	0,850	12,64	12,64	12,64	12,64
211	ASSEDIC		1 496,94	6,650	98,88	98,88	98,88	98,88
212	Retraite		1 496,94	0,000	0,00	0,00	0,00	0,00
213	AGFF		1 496,94	0,000	0,00	0,00	0,00	0,00
214	Légal		1 496,94	0,000	0,00	0,00	0,00	0,00
215	Mutuelle							
216	Participation		1 496,94	2,400	35,69	35,69	35,69	35,69
217	Taxe apprent.		1 496,94	0,800	0,00	0,00	0,00	0,00
218	Form. Pro.		1 496,94	0,660	44,61	44,61	44,61	44,61
219	CSG non déduct.		1 496,94	0,000	11,90	11,90	11,90	11,90
410	CRDS		1 496,94	0,000	9,81	9,81	9,81	9,81
411	CSG déduct.		1 496,94	0,000	2,058	2,058	2,058	2,058
412	Cotisation solid.		1 496,94	0,000	95,78	95,78	95,78	95,78
413	Médecine travail							
414	Comité d'ent.		1 496,94	2,400	0,00	0,00	0,00	0,00
415	Chèque déj.		1 496,94	0,000	0,00	0,00	0,00	0,00
416	Allègement							
	Total cotisation					130,71		511,17
800	Chèque déj.	15,50	7,50	40,00		45,00		

Période d'éléments variables — Modulation

	Période	Année
Heures payées	151,42	601,58
Dont heures supp.	0,00	0,00
Heures compl.	0,00	0,00
Niveau échelon	Taux mini grille	

	Salaire brut	Base SS	Net imposable	Charges salariales	Charge patronales
Période	1 496,94	1 496,94	1 195,27	130,71	511,17
Année	5 828,00	5 828,00	4 666,67	1 588,78	20 118,96

Net à payer
1 011,23 euros

22 Les instances représentatives du personnel dans l'entreprise

Les instances représentatives du personnel sont composées de membres élus ou nommés. Ils représentent les salariés auprès de la direction de l'entreprise et assurent la défense de leurs intérêts collectifs ou individuels. En votant, le salarié participe au choix de son représentant, qui lui semble le plus apte à défendre ses idées.

1 Les délégués du personnel (DP)

- Les délégués du personnel, dont la présence est obligatoire dans les entreprises d'au moins **11 salariés**, sont **élus** par les salariés.
- Ils présentent à l'employeur les réclamations **individuelles et collectives** du personnel concernant l'application de la réglementation du travail. Ils peuvent **saisir l'inspecteur du travail** (prévenir) en cas de non-respect de la réglementation du travail.
- Ils remplacent le comité d'entreprise, les délégués syndicaux et le CHSCT dans les entreprises de moins de 50 salariés.

2 Le comité d'entreprise (CE)

- Le comité d'entreprise, obligatoire dans les entreprises d'au moins **50 salariés**, est composé du chef d'entreprise, de 3 à 15 salariés **élus** et d'un représentant de chaque syndicat.
- Il a un rôle **consultatif : information** et consultation obligatoires au niveau de la gestion, de l'organisation de l'entreprise et des conditions d'emploi. Il **gère** de façon autonome les activités sociales et culturelles.

3 Les syndicats

- Les **syndicats** défendent les intérêts individuels et collectifs des salariés par diverses actions (médias, grève, manifestations...). Ils **négocient** avec les pouvoirs publics les décisions relatives au salaire, à l'emploi, au temps de travail...
- À partir de 50 salariés, un syndicat peut nommer un délégué syndical dans l'entreprise qui représente les idées et les revendications de ce syndicat.

Les missions des instances représentatives des personnels dans l'entreprise

Il est important que chaque salarié connaisse les missions des personnes qui le représentent auprès de l'employeur pour savoir à qui s'adresser en cas de problème ou de besoin d'information.

Délégués du personnel

→ **Saisir l'employeur** en cas de constat d'atteinte aux droits des personnes ou aux libertés individuelles.

→ **Saisir l'inspecteur du travail** pour lui signaler toute anomalie sur le respect du code du travail : durée des congés payés, rémunération, conditions de travail…

→ **Accompagner l'inspecteur du travail** lors d'une visite de l'entreprise à sa demande ou sur proposition de l'inspecteur.

→ **Engager une action** auprès du conseil des prud'hommes en cas de litige.

→ **Présenter une réclamation** provenant d'un salarié : salaire, horaire, sécurité, hygiène…

→ **Être consultés** par l'employeur. Ex : règlement intérieur, dates de congés payés si ce n'est pas prévu dans une convention collective.

Comité d'entreprise

→ **Être informé et consulté** par l'employeur : évolution de l'emploi, temps de travail, congés, règlement intérieur, conditions de travail, formation, salaire, licenciement.

→ **Veiller au bien-être** du salarié dans l'entreprise (restaurant d'entreprise…).

→ **Organiser des activités** sportives, ou de loisirs : voyages, fêtes, proposer des billets de spectacle, cinéma à prix réduit.

Communiquer avec les autres instances représentatives

Délégués syndicaux

→ **Proposer des améliorations** des conditions de travail (pénibilité…).

→ **Négocier** une convention collective.

→ **Collecter les cotisations syndicales** auprès des salariés, animer des réunions, rédiger et distribuer des tracts.

→ **Présenter les revendications** de salariés à l'employeur.

→ **Négocier** la durée et l'organisation du travail, le droit d'expression, le salaire, l'évolution de l'emploi…

→ **Être obligatoirement consultés :** licenciement économique, travail de nuit…

→ **Représenter le salarié** au conseil des prud'hommes.

23 Les structures de protection et de contrôle

Il est important que chaque salarié identifie les différentes structures, internes ou externes à l'entreprise, qui l'aident à protéger sa santé et sa sécurité.

1 Le Comité d'hygiène, de Sécurité et des Conditions de Travail (CHSCT)

- Le CHSCT est obligatoire dans les entreprises comprenant au moins 50 salariés, mais il peut être imposé par l'inspecteur du travail en cas de risque spécifique. Il se réunit au moins une fois par trimestre et à la suite d'un accident.
- Il est composé du chef d'entreprise ou de son représentant (président du CHSCT), de représentants des salariés **qui ont le droit de vote** et sont désignés pour deux ans par les autres représentants et de **membres consultatifs** : médecin du travail, responsable de la sécurité et des conditions de travail, inspecteur du travail, agent du service de prévention de la CARSAT (Caisse d'assurance retraite et de la santé au travail)... (cf. livret détachable p.20)

2 Le service de prévention de la Caisse d'Assurance Retraite et de Santé au Travail (CARSAT)

Le service de prévention de la CARSAT développe et coordonne la prévention des risques professionnels dans une région. Il est composé « d'ingénieurs conseil » et de « contrôleurs sécurité ». Le contrôleur sécurité aide les entreprises à évaluer les risques professionnels en évitant les situations dangereuses. Il conseille des actions à mettre en place et a un rôle d'information et de formation.

3 Le Service de Santé au Travail (SST)

Le Service de Santé au Travail interne ou externe à l'entreprise est composé d'une équipe de professionnels de santé (infirmier...) et intervenants en prévention des risques professionnels (ergonome, psychologue, toxicologue...). Le médecin du travail assure l'animation et la coordination de ce service. Il a un rôle uniquement préventif : surveillance médicale du salarié, propositions d'amélioration des conditions de travail, lutte contre la consommation d'alcool et de drogue, prévention de la pénibilité...

Les missions du CHSCT

Le CHSCT a pour rôle de protéger les salariés au niveau de leur santé physique, mentale et de leur sécurité. Il participe à l'amélioration des conditions de travail. Il est à l'écoute des salariés et en est le porte-parole auprès de la direction de l'entreprise.

CONSULTATION

➔ Avis

- Sur tout document se rapportant à l'hygiène et à la sécurité : le règlement intérieur…

- À la demande de l'employeur, du comité d'entreprise ou de délégués du personnel.

➔ Avis consultatif obligatoire

- Aménagement modifiant les conditions de travail : transformation d'un poste de travail, changement d'outil, de produit ou d'organisation du travail.

ANALYSE

➔ Analyse des risques professionnels

- Tout poste de travail.

- Risques auxquels peuvent être exposées les femmes enceintes.

➔ Analyse des conditions de travail

➔ Analyse d'un accident du travail ou incidents répétés

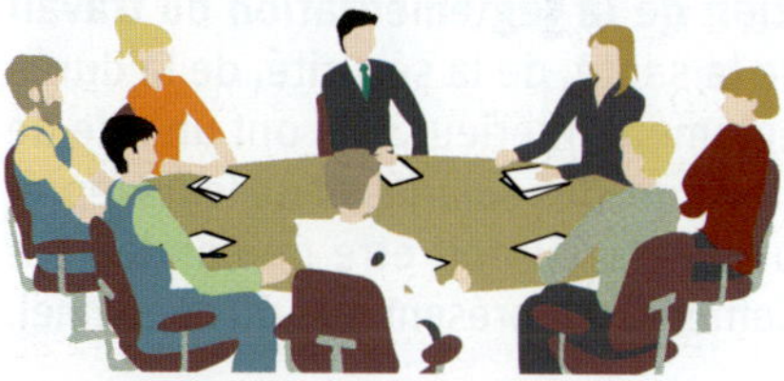

INTERVENTION

➔ Action de prévention : **harcèlement moral ou sexuel…**

➔ Information

Actions de sensibilisation

➔ Droit d'alerte

En cas de danger grave et imminent, d'accident du travail ou de maladie professionnelle.

CONTRÔLE

➔ Visites de l'entreprise

4 fois par an

➔ Inspections régulières et lors de travaux

- Vérification du respect de la réglementation en santé et sécurité.

- Contrôle de la mise en œuvre des mesures de prévention.

➔ Enquêtes

- Risques professionnels, accidents et maladies professionnelles.

- Après un accident.

24 Les structures de contrôle et de défense

En cas de litige avec son employeur, le salarié peut avoir recours à différentes structures. Le choix dépend de la nature du problème.

1 Le conseil des prud'hommes

- Le conseil de prud'hommes est un tribunal composé de la moitié de représentants de salariés et d'employeurs, élus pour 5 ans.
- Il règle les **litiges individuels** qui opposent un salarié et son employeur du secteur privé. Le litige porte sur le contenu du contrat de travail, son application (salaire, congés payés...) ou les conditions de sa rupture (licenciement, indemnités de départ...).
- Après demande écrite au greffe du conseil des prud'hommes, l'employeur et les salariés sont convoqués à une **procédure de conciliation** non publique pour les aider à se mettre d'accord. En cas d'échec, le litige est jugé publiquement devant deux conseillers employeurs et deux conseillers salariés.

2 L'inspection du travail

L'inspection du travail est confiée à des **inspecteurs et contrôleurs du travail.** Ils sont chargés de contrôler **l'application de la réglementation du travail** dans les entreprises dans le domaine de la santé, de la sécurité, de la durée du travail, des contrats de travail, du règlement intérieur... Ils ont un rôle de conseil et d'information auprès des employeurs, des salariés et de leurs représentants. L'autorisation de l'inspecteur du travail doit être demandée par l'employeur, notamment en cas de licenciement de représentants du personnel.

3 La haute autorité de la lutte contre les discriminations et pour l'égalité (HALDE)

- La HALDE a pour mission de lutter contre les différentes formes de **discriminations** interdites par la loi. Une discrimination est une inégalité de traitement des personnes en raison d'une particularité (religion, apparence physique...).
- Elle accompagne les victimes de discrimination, définit les règles de bonnes pratiques et mène des actions de formation en faveur de l'égalité.

Les missions de la HALDE

Le salarié peut saisir la HALDE s'il estime qu'il se trouve en situation de discrimination. La Halde étudie le dossier et peut mener une enquête pour déterminer si la discrimination est fondée. Si la discrimination est reconnue, la HALDE peut agir de différentes façons : faire des recommandations, régler le litige par une médiation, proposer une transaction pénale (amende, dommages et intérêts), présenter ses observations devant un tribunal, transmettre le dossier au procureur de la république...

Exemples en fonction de situations de discrimination

Origine de la discrimination : état de grossesse

« Cependant votre candidature ne peut être retenue au vu de la circonstance heureuse qui vous arrive et nous en sommes ravis pour vous » : C'est en ces termes que la directrice des ressources humaines a informé par courrier électronique le 19 janvier 2010 une salariée du fait que sa candidature n'était plus retenue… La Halde considère que le délit de refus d'embauche en raison de la grossesse de la réclamante est établi et **transmet le dossier au procureur de la République** compétent aux fins de poursuites.

Rapport annuel HALDE 2010.

Origine de la discrimination : origine, race

« Ce jeune était noir, très noir, ça ne passait pas au niveau des clients, donc j'ai dit non. Je travaille avec des bourgeois, donc même si ce monsieur travaillait bien, peu importe, ça ne passait pas. Je ne suis pas raciste pour autant. » : c'est en ces termes qu'un employeur a expliqué son refus de prendre en stage un peintre en formation. Ce jeune a saisi la Halde qui a constaté que la candidature du réclamant avait été écartée en toute conscience du seul fait de sa couleur de peau. La Halde a décidé de **transmettre le dossier au procureur de la République**.

Délibération n° 2010-198 du 27 septembre 2010.
Rapport annuel HALDE 2010.

Origine de la discrimination : sexe

La réclamante estimait que malgré un travail et des qualités professionnelles reconnus, sa carrière et son salaire n'avaient pas évolué, contrairement à ceux de ses collègues hommes. **La Halde a relevé l'existence d'une discrimination salariale fondée sur le sexe et a organisé une médiation** qui a abouti au reclassement de la réclamante comme chef de service avec rattrapage des salaires à hauteur de 9 000 €.

Délibération n° 2008-73 du 14 avril 2008.
Rapport annuel HALDE 2009.

Origine de la discrimination : appartenance syndicale

Suite à la demande du syndicat dont elle est adhérente d'organiser des élections professionnelles et l'annonce que la réclamante se portera candidate, cette dernière va subir des agissements de harcèlement moral de la part de son employeur. Ces agissements… vont contraindre la réclamante à être arrêtée pour maladie et ce pendant de nombreux mois. Le Collège de la haute autorité décide de présenter ses observations devant le Conseil de Prud'hommes

HALDE, Direction Juridique — 18/04/2011

25 La surveillance de la santé du salarié

Le salarié bénéficie d'un suivi médical de sa santé tout au long de sa vie professionnelle. Les visites médicales ont lieu pendant le temps de travail. Elles sont assurées par le médecin du travail. Tout salarié doit se présenter aux visites à l'heure et à la date qui lui sont indiquées puis doit restituer à l'employeur le bulletin d'aptitude remis par le Service de Santé au Travail.

1 Les examens médicaux obligatoires

- **La visite d'embauche** a pour objectif d'apprécier, **au moment de l'embauche**, si le salarié **est apte** à exercer les activités inscrites dans son contrat de travail **sans danger pour sa santé ou pour les autres salariés.**

- **Les visites de suivi ou visites médicales périodiques** permettent de s'assurer du maintien de l'aptitude du salarié au poste de travail occupé.
Dans les 24 mois qui suivent la visite d'embauche, le salarié bénéficie de visites régulières. Des examens pratiqués **dans le cadre de la surveillance médicale renforcée** (travail de nuit, manipulation substances toxiques...) sont assurés au moins une fois par an.

- **La visite de reprise du travail :**
Le médecin du travail doit procéder à un examen médical **lors de la reprise du travail** et au **plus tard dans les 8 jours, dans les cas suivants :** après une absence pour cause de maladie professionnelle ; après une absence d'au moins huit jours suite à un accident du travail ; après une absence d'au moins 21 jours à la suite d'une maladie ou consécutive à un accident non professionnel ; après une absence à la suite d'un congé de maternité ; en cas d'absences répétées pour raison de santé.

2 La vaccination

La vaccination permet de protéger certains salariés contre différents micro-organismes à l'origine de maladies. Elle stimule le système immunitaire. La vaccination contre la **poliomyélite, le tétanos, la diphtérie** reste **obligatoire** pour toute la population.
D'autres vaccinations sont **recommandées** selon **l'activité professionnelle** : **BCG contre la tuberculose, vaccin protégeant de la rubéole, des oreillons, de la rougeole...**
La vaccination **contre l'hépatite B est obligatoire** pour les personnels travaillant dans les hôpitaux, les établissements de soins, les blanchisseries, les services sociaux et de gardes d'enfants.

L'infection et la vaccination

Réaction de l'organisme en cas d'infection

Un microorganisme pénètre dans le corps. À sa surface, il possède des antigènes qui le caractérisent.

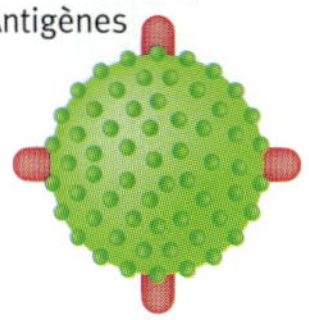

Le système de défense fabrique des anticorps contre les antigènes portés par le micro-organisme.

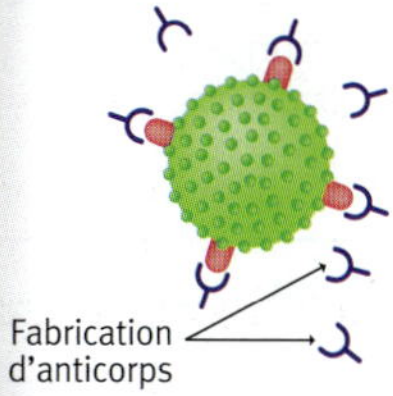

La lente production d'anticorps permet de détruire le microorganisme et donc de guérir.

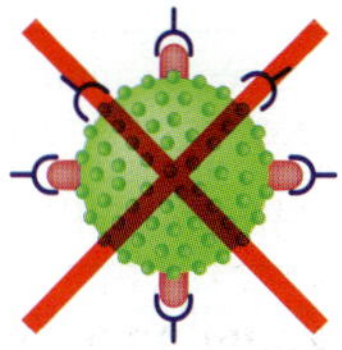

Destruction du microorganisme

Principe de la vaccination

Les antigènes d'un microorganisme mort ou atténué sont injectés dans le corps.

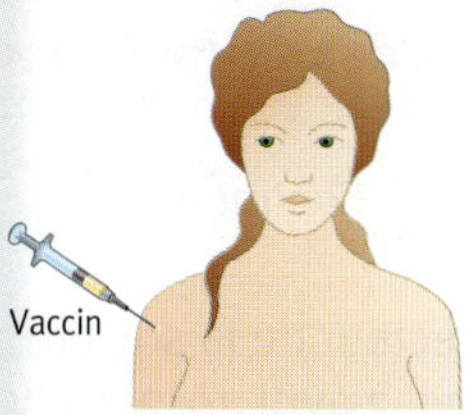

La personne n'est pas malade, mais elle fabrique tout de même des anticorps contre les antigènes introduits

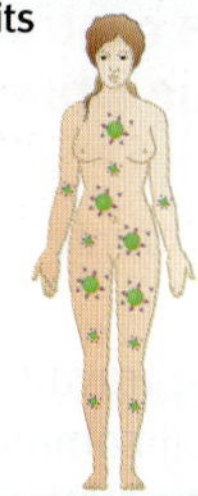

Le système de défense conserve les anticorps quelques années.

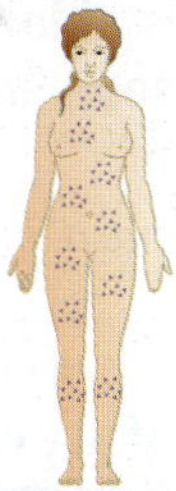

Réaction de notre organisme après la vaccination

Le microorganisme de la maladie contre laquelle la personne est vaccinée pénètre dans son corps.

→ Le système de défense reconnaît les antigènes.

→ Les anticorps entrent en action immédiatement et empêchent l'infection.

TESTEZ VOS CONNAISSANCES

LA LÉGISLATION DU TRAVAIL

Cochez les cases correspondant à la réponse exacte.

	Code du travail	Convention collective	Règlement intérieur
Présente les règles applicables dans l'entreprise			
Adapte les articles du code du travail au secteur professionnel			
Accord écrit entre les organisations syndicales des employeurs et des salariés			
Concerne uniquement la sécurité, l'hygiène et les règles de discipline			
Rassemble les lois, les règlements et décrets applicables dans les entreprises privées			

LES CONTRATS DE TRAVAIL

En vous aidant de la liste des contrats de travail ci-dessous, notez pour chaque situation le type de contrat correspondant.

Contrat unique d' insertion – Contrat à durée indéterminée — Contrat à durée déterminée.

a) Mr L..... a signé un contrat de travail avec le directeur de la société Leserf. Il y est mentionné qu'il commence le lundi 2 avril 2012, il n'y a pas de date de fin de contrat.

....

b) Mme M....est embauchée durant la saison des vendanges comme ouvrière qualifiée. Son contrat de travail débute le 1er septembre 2011 et se termine le 3 octobre 2011.

....

c) Mr R..... , père d'un enfant de 3 ans et demandeur d'emploi depuis 2 ans, a signé une convention avec pôle emploi, le chef d'entreprise en bâtiment puis un CDI avec le chef d'entreprise.

....

LA RÉMUNÉRATION DU TRAVAIL

▶ Répondez par vrai ou faux aux affirmations suivantes.

a) Le bulletin de paie doit être conservé au moins 10 ans. ☐

b) Le SMIC signifie : salaire maximum interprofessionnel de croissance. ☐

c) Le montant du salaire net est moins élevé que le montant du salaire brut. ☐

d) Le salaire est fixé en fonction de la convention collective applicable dans l'entreprise. ☐

e) Un jeune en contrat d'apprentissage doit percevoir un salaire au moins égal au SMIC. ☐

f) Les formes de rémunération comprennent le salaire, les indemnités, les primes et les remboursements de frais ☐

LES INSTANCES REPRÉSENTATIVES DES PERSONNELS DE L'ENTREPRISE

▶ Cochez la (ou les) personne(s) à qui le salarié peut s'adresser dans chaque situation.

Situations	Délégués du personnel	Comité d'entreprise	Délégué syndical
a) Désir de participer à une journée de visite de la ville de Bruges.			
b) Contrat de travail non respecté au niveau de la durée hebdomadaire.			
c) Souhait de saisir le conseil des prud'hommes pour un licenciement abusif.			
d) Envie de jouer au tennis de table le midi après le repas en restaurant d'entreprise.			
e) Plainte sur l'état des toilettes et du vestiaire.			
f) Adhésion à un syndicat.			
g) Information sur l'état financier de l'entreprise.			
h) Défense en cas de harcèlement moral de la part de l'employeur dans une entreprise de 20 salariés.			

LES STRUCTURES DE PROTECTION ET DE CONTRÔLE

1. Cochez la réponse exacte :

1-1 Le CHSCT est obligatoire :

- **a)** dans les entreprises de plus de 11 salariés. ❑
- **b)** dans les entreprises de 50 salariés ou plus. ❑
- **c)** dans les entreprises de moins de 50 salariés. ❑

1-2 Le CHSCT a pour mission :

- **a)** de participer à l'enquête après la survenue d'un accident. ❑
- **b)** de contribuer à l'analyse des risques. ❑
- **c)** de surveiller l'état de santé du salarié. ❑
- **d)** de proposer des actions de prévention. ❑
- **e)** de développer la prévention dans une région. ❑
- **f)** d'alerter le chef d'entreprise en cas de danger pour la sécurité du salarié. ❑

2. Répondez par vrai ou faux aux affirmations suivantes.

- **a)** Le Service de Santé au Travail est animé par un infirmier. ☐
- **b)** Le médecin du travail a pour rôle de soigner les maladies des salariés de l'entreprise. ☐
- **c)** Le contrôleur sécurité de la CARSAT peut repérer des risques professionnels dans une entreprise et essayer de les supprimer. ☐
- **d)** Toutes les structures de protection de la santé et de la sécurité du salarié font partie de l'entreprise. ☐
- **e)** Le médecin du travail fait partie du service de prévention de la CARSAT. ☐

LES STRUCTURES DE DÉFENSE ET DE CONTRÔLE

Cochez pour chaque situation la (ou les) structure(s) de contrôle ou de défense à contacter en priorité en cas de litige.

Situation	Conseil de prud'hommes	Inspection du travail	HALDE
a) Refus d'être embauché en raison de la couleur de peau			
b) Règlement d'un litige entre un salarié et son employeur sur la durée des congés payés			

c) Demande d'autorisation pour licenciement d'un délégué du personnel			
d) Salarié non satisfait du montant des indemnités de licenciement			
e) Salariée enceinte, exposée à des produits chimiques, et qui n'a pas réussi à obtenir un changement de poste.			

LA SURVEILLANCE DE LA SANTÉ DU SALARIÉ

▶ 1. Cochez la réponse exacte.

La vaccination correspond à :

a) l'injection de micro-organismes tués ou atténués afin que l'organisme fabrique des anticorps. ❑

b) l'injection d'anticorps dans l'organisme afin que celui-ci fabrique des antigènes. ❑

▶ 2. Cochez la (ou les) bonne(s) réponse(s) à la suite de l'affirmation suivante : « Le médecin du travail doit procéder à un examen médical lors de la reprise du travail dans les cas suivants : ».

a) après une absence à la suite d'un congé de maternité. ❑

b) après un arrêt de travail de trois jours. ❑

c) en cas d'absences répétées pour raison de santé. ❑

d) après une absence de trois jours suite à un accident du travail.

26 Les risques professionnels

Afin de travailler dans les meilleures conditions, d'éviter des accidents de travail ou des maladies professionnelles, il est important que le salarié connaisse les risques auxquels il peut être confronté sur son lieu de travail.

1 Les risques liés aux activités de travail

Les activités de travail présentent des **risques professionnels**, c'est-à-dire qu'elles exposent le salarié à **des dangers** qui peuvent entraîner des dommages à plus ou moins long terme (cf. p. 104)

2 La démarche d'analyse d'un risque professionnel

- Le code du travail (article L.4121-2) indique que « l'employeur doit prendre toutes les mesures nécessaires afin d'assurer la sécurité et de protéger la santé de son personnel sur la base de principes généraux de prévention, parmi lesquels figure l'évaluation des risques ».
- Différentes personnes participent à cette évaluation dans l'entreprise : le chef d'entreprise, les salariés, les membres du CHSCT, les délégués du personnel...
- L'identification des dangers précède cette évaluation : observation des salariés à leur poste de travail et interrogation afin de déterminer le ou les risques auxquels ils sont exposés.
- **L'estimation et l'évaluation des risques professionnels** permettent de déterminer si la suppression ou la réduction des risques observés est nécessaire.
- Ensuite les risques sont classés afin de déterminer des priorités. Ils sont triés en fonction de la gravité et de la probabilité de survenue ou d'apparition du dommage : des niveaux ont été définis : **incertain, probable ou très probable ou prouvé.** (cf. livret détachable p. 14-15)

3 La suppression ou la réduction du risque

Si la réduction du risque est jugée nécessaire, l'entreprise doit envisager de supprimer le risque ou de le réduire. Selon les principes généraux de prévention, il est conseillé de hiérarchiser les moyens de prévention, en partant du plus efficace vers le moins efficace. On privilégie la suppression du risque, puis les mesures collectives, ensuite les protections individuelles, puis la formation et l'information. (cf. livret détachable p. 13 et 16)

Du danger à la mise en place des mesures de prévention

- **LE DANGER** est une source potentielle de dommage.
- **L'OPÉRATEUR OU PERSONNE** est le salarié à son poste de travail.
- **LA SITUATION DANGEREUSE** est une situation dans laquelle une personne est exposée à un ou plusieurs dangers.
- **L'ÉVÉNEMENT DANGEREUX** est l'événement capable de provoquer un dommage. Il se caractérise par **sa probabilité d'apparition.**
- **LE DOMMAGE** est une blessure physique ou une atteinte à la santé. Il se caractérise par **sa gravité.** **(cf. livret détachable p. 14 et 15)**

Modélisation du risque

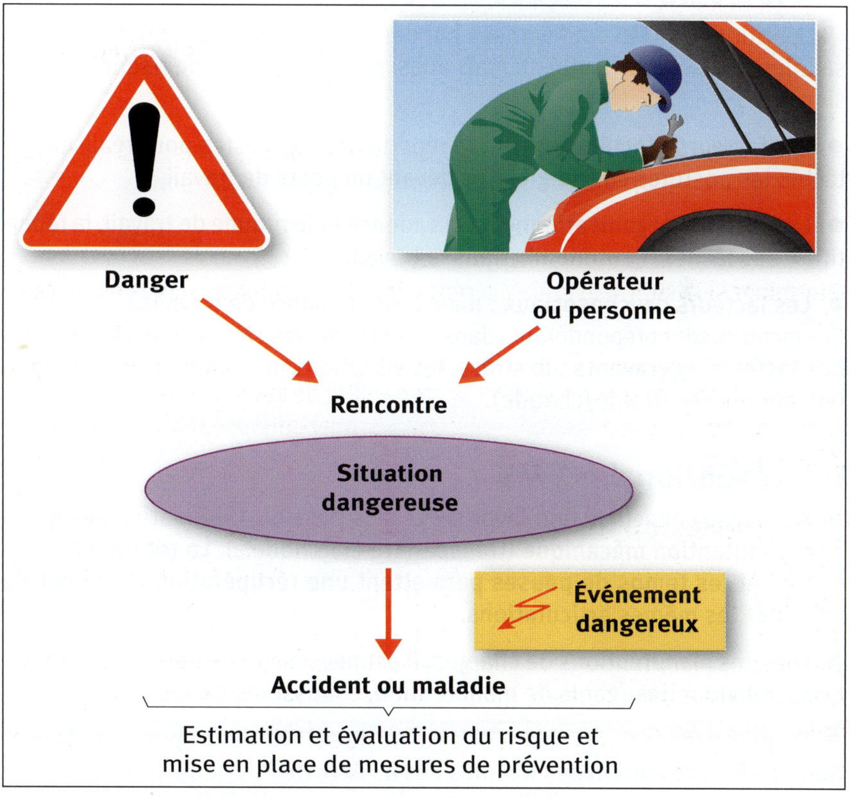

27 La prévention des troubles musculo-squelettiques

TMS est l'abréviation de Troubles Musculo-Squelettiques. Ceux-ci représentent la première cause de maladies professionnelles, il est important d'identifier les facteurs de risques des TMS.

1 La définition d'un TMS

Les troubles musculo-squelettiques ou **affections périarticulaires** sont des atteintes des tissus mous (ligaments, nerfs, ...) localisées **autour des articulations** et qui provoquent une douleur et une gêne invalidante.
Les membres supérieurs et inférieurs, le cou, la colonne vertébrale... sont les parties du corps qui peuvent être concernées par les TMS.

2 Les facteurs de risques des TMS

L'apparition des TMS est favorisée par des caractéristiques individuelles des salariés (âge, état de santé...), mais aussi par des facteurs de risques professionnels :

- **Les facteurs biomécaniques :** la répétitivité des gestes pour réaliser une tâche, les postures contraignantes devant un poste de travail,...
- **Les facteurs organisationnels :** la cadence et le rythme de travail, la répartition des tâches, l'autonomie dans le travail...
- **Les facteurs psychosociaux :** mauvaise ambiance de travail...

Ces facteurs sont prépondérants dans l'apparition des TMS, à ceux-ci s'ajoutent **des facteurs aggravants** : le stress, les vibrations, une ambiance thermique non appropriée (froide/chaude).

3 La prévention des TMS

- Au niveau collectif, il faut favoriser le plus possible **l'utilisation des aides à la manutention mécanique** (transpalette électrique...). **La rotation du personnel et les temps de pauses permettent une récupération et évitent de solliciter les mêmes articulations.**
- Lors des manutentions de charges, il est nécessaire de **porter des protections individuelles** (gants de manutention, chaussures de sécurité).
- On peut proposer aux salariés de suivre au sein de l'entreprise **une formation PRAP** « Prévention des Risques liés à l'Activité Physique » (→ livret détachable p. 21 et 22) et sensibiliser ceux-ci au travers **d'affiches**.

Exemple de démarche d'approche par le risque appliquée aux TMS

❶ Analyse de la situation de travail

Situation de travail :
Marie L... est caissière depuis 20 ans. Elle manipule environ 40 articles à la minute quand elle se trouve à son poste de travail.

Schématisation du processus d'apparition d'un dommage :

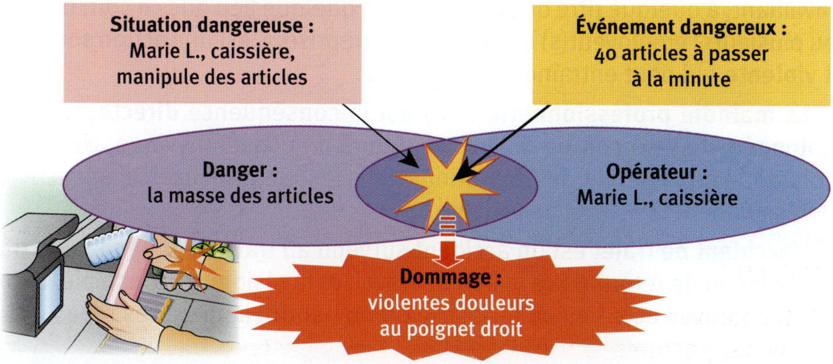

❷ Effets sur l'organisme

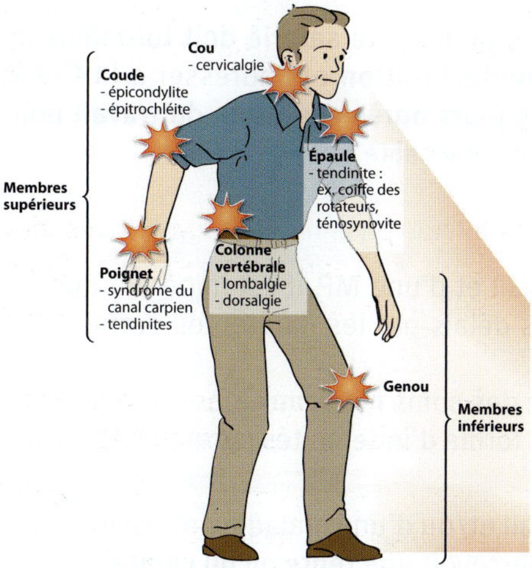

❸ Mesures de prévention

Suppression du risque : réorganisation du poste caisse.

Protection collective : ne plus passer en caisse les objets dont la masse est supérieure à 8 kg, bien se positionner par rapport au tapis de caisse, respecter les temps de pause....

Protection individuelle : surveillance médicale pour les salariés exposés.

Information-formation : formation PRAP, affiches de sensibilisation sur les TMS.

28 L'accident du travail et les maladies professionnelles

Chaque année, de nombreux salariés sont victimes d'accidents du travail (AT) ou de maladies professionnelles (MP), ce qui entraîne des conséquences humaines (douleurs, arrêt de l'activité professionnelle...).

1 Définitions

- **L'accident du travail** (AT) est l'accident, quelle qu'en soit la cause, qui survient par le fait ou à l'occasion du travail de toute personne salariée ou travaillant, à quelque titre que ce soit ou en quelque lieu que ce soit, pour un (ou plusieurs) employeur(s) ou chef(s) d'entreprise. C'est une action **soudaine et violente** qui peut entraîner une blessure.
- **La maladie professionnelle** (MP) est la conséquence **directe, lente et prolongée, de l'exposition d'un travailleur** à un risque physique, chimique, biologique ou résultant des conditions dans lesquelles il exerce son activité professionnelle. **(→ livret détachable p.19)**
- **L'accident de trajet** est un accident survenu au travailleur pendant le trajet d'aller ou de retour entre le lieu de travail et la résidence principale, entre le lieu de travail et le lieu ou le salarié prend habituellement ses repas.

2 Les démarches

- Dans le cadre d'un AT, les démarches concernent plusieurs personnes : le salarié victime, l'employeur, le médecin ; la CPAM gère ensuite le dossier constitué. **(→ livret détachable p.17)**
- Afin d'obtenir la reconnaissance d'une MP, **le salarié doit lui-même se procurer et remplir le formulaire de déclaration** et l'adresser à **la CPAM** (ameli.fr). Le salarié a **un délai de 15 jours après cessation du travail** pour envoyer tous les documents. **(→ livret détachable p.18)**

3 L'indemnisation

- Dans le cas d'un accident du travail et d'une MP, il est impératif que les démarches soient réalisées dans les délais par les différentes parties, afin que le salarié puisse percevoir :
  - **des prestations en nature** (gratuité des soins médicaux...) ;
  - **des prestations en espèces** sous la forme d'indemnités journalières (ce qui remplace le salaire).
- Dans le cas d'un accident du travail et/ou d'une maladie professionnelle, en cas d'incapacité, le salarié peut percevoir **une rente ou un capital.**

Comment remplir une déclaration de maladie professionnelle ?

En cas d'altération de l'état de santé, liée au travail et constatée par un médecin, le salarié doit compléter une déclaration de maladie professionnelle (téléchargement sur ameli.fr) et l'adresser à la CPAM.

Case à cocher s'il s'agit d'une 1re déclaration.

Noter avec exactitude les indications d'état civil de la victime, pour faciliter la gestion du dossier de l'assuré.

Préciser la nature de la MP (se reporter au 3e volet du certificat médical, conservé par la victime).

Noter l'adresse et le numéro de SIRET de l'entreprise où travaille la victime (14 chiffres figurant sur le bulletin de salaire). Ces indications permettront de « refacturer » ultérieurement les frais de la maladie à l'employeur.

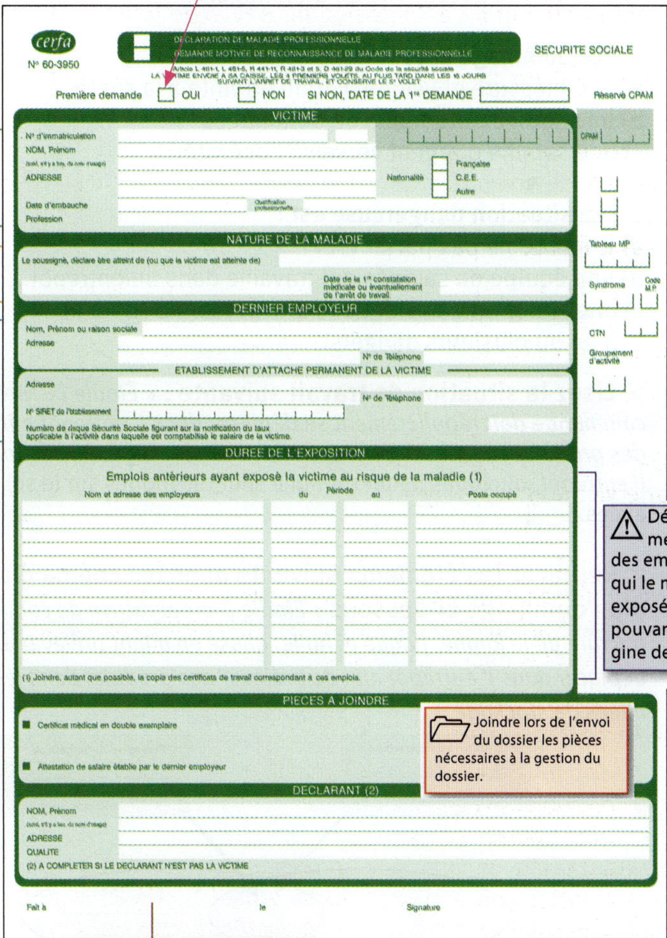
cerfa
N° 60-3950
DÉCLARATION DE MALADIE PROFESSIONNELLE
DEMANDE MOTIVÉE DE RECONNAISSANCE DE MALADIE PROFESSIONNELLE
SECURITE SOCIALE
Première demande OUI NON SI NON, DATE DE LA 1re DEMANDE
Réservé CPAM

VICTIME
N° d'immatriculation
NOM, Prénom
ADRESSE
Nationalité Française C.E.E. Autre
Date d'embauche
Qualification professionnelle
Profession

NATURE DE LA MALADIE
Le soussigné, déclare être atteint de (ou que la victime est atteinte de)
Date de la 1re constatation médicale ou éventuellement de l'arrêt de travail
Tableau MP
Syndrome
Code M.P.
CTN
Groupement d'activité

DERNIER EMPLOYEUR
Nom, Prénom ou raison sociale
Adresse
N° de Téléphone

ETABLISSEMENT D'ATTACHE PERMANENT DE LA VICTIME
Adresse
N° de Téléphone
N° SIRET de l'établissement
Numéro de risque Sécurité Sociale figurant sur la notification du taux applicable à l'activité dans laquelle est comptabilisé le salaire de la victime

DUREE DE L'EXPOSITION
Emplois antérieurs ayant exposé la victime au risque de la maladie (1)
Nom et adresse des employeurs | Période du | au | Poste occupé
(1) Joindre, autant que possible, la copie des certificats de travail correspondant à ces emplois.

PIECES A JOINDRE
Certificat médical en double exemplaire
Attestation de salaire établie par le dernier employeur

DECLARANT (2)
NOM, Prénom
ADRESSE
QUALITE
(2) A COMPLETER SI LE DECLARANT N'EST PAS LA VICTIME

Fait à le Signature

⚠ Déclarer seulement l'identité des employeurs chez qui le malade a été exposé à un risque pouvant être à l'origine de la maladie.

Joindre lors de l'envoi du dossier les pièces nécessaires à la gestion du dossier.

Préciser l'identité de la personne si celle-ci constitue et remplit le dossier à la place de la victime.

TESTEZ VOS CONNAISSANCES

⋯ LES RISQUES PROFESSIONNELS

▶ 1. Cochez la case correspondante à la bonne définition.

1-1 Le danger est :

a) une protection individuelle. ☐
b) un manque d'attention. ☐
c) une source potentielle de dommage. ☐

1-2 Le dommage est :

a) une blessure physique ou une atteinte à la santé ☐
b) une source potentielle de dommage. ☐
c) une somme d'argent versée à l'opérateur. ☐

1-3 La situation dangereuse est :

a) le fait de ne pas porter d'EPI. ☐
b) une équipe de salariés qui travaille dans un entrepôt. ☐
c) une situation dans laquelle une personne est exposée à un ou plusieurs dangers. ☐

▶ 2. Lisez la situation de travail suivante : *« Élodie D... préparatrice de commande doit régulièrement se déplacer dans l' entrepôt afin de prélever des produits dans les différentes allées de stockage. Elle est pressée. Dans l' entrepôt,* quelques flaques d'huile sont répandues sur le sol dans l'une des allées.

▶ 3. Replacez les éléments suivants dans le schéma d'apparition d'un dommage ci-dessous : *Élodie D préparatrice de commande, fracture de la jambe, flaque d' huile, glisse en allant prélever un produit, se déplacer dans l' entrepôt afin de prélever des produits dans les différentes allées de stockage.*

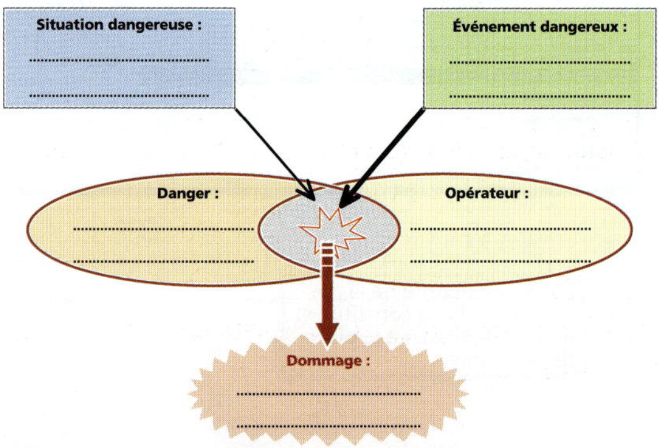

LA PRÉVENTION DES TMS

1. Les troubles musculo-squelettiques sont aussi appelés :

a) affection péri-musculaire. ❑
b) affection périarticulaire. ❑
c) affection neuromusculaire. ❑

2. Répondez par vrai ou faux aux affirmations suivantes.

a) Le stress favorise l'apparition des TMS.
b) Le rythme de travail peut avoir un effet sur les TMS.
c)Travailler dans une ambiance froide n'a aucun effet sur les TMS.
d)Des pauses régulières au cours de la journée sont nécessaires pour permettre la récupération des articulations de notre corps.

L'ACCIDENT DU TRAVAIL ET LA MALADIE PROFESSIONNELLE

1. Reliez, à l'aide de flèches, les démarches en cas d'AT ou de MP.

Accident du travail •

Maladie professionnelle •

- • prévenir l'employeur dans les 24 heures
- • prévenir l'employeur dans les 48 heures
- • aller chez le médecin pour se procurer un certificat médical initial.
- • télécharger le formulaire sur ameli.fr
- • l'employeur remet au salarié une feuille d'AT.
- • l'employeur envoie la déclaration d'accident à la CPAM dans les 48 heures.

2. Indiquez par une croix, pour chaque situation, s'il peut s'agir d'un AT ou d'une MP.

Situations	AT	MP
a) Le salarié glisse sur une flaque d'huile dans l'atelier, il a une fracture de la jambe		
b) Le salarié est victime d'un lumbago en portant une charge, il ne peut se relever		
c) Monsieur X travaille sur un chantier depuis de nombreuses années. Il utilise un marteau-piqueur, il souffre de surdité		
d) Madame Y souffre de troubles musculo-squelettiques, elle ne peut plus bouger son poignet.		

29 Le risque lié à l'activité physique

Toute situation de travail expose le salarié au risque lié à l'activité physique en raison de la posture, du port de charges ou de gestes sollicitant les muscles ou articulations. Le choix de mesures de prévention efficaces évite l'apparition de TMS : Troubles Musculo-Squelettiques.

1 Les situations dangereuses

- Les **postures** prolongées font travailler les muscles de façon statique, sans entraîner de mouvement, ce qui augmente la **pénibilité du travail.**
- Le port de charges lourdes accentué par une posture inadaptée (colonne vertébrale courbée...) peut entraîner un accident du travail (lumbago...) ou, à long terme, une maladie professionnelle (hernie discale).

2 Les effets sur l'organisme

- **Le travail musculaire dynamique** alterne temps de contraction et de relâchement, en permettant la réoxygénation du muscle. Lors **d'une activité statique**, le muscle travaille en continu sans pouvoir se relâcher. Les déchets s'accumulent, ce qui entraîne une fatigue et des douleurs.
- Le port d'une charge lourde peut provoquer un blocage musculaire (lumbago). Le soulèvement répété de charges entraîne au départ des douleurs le plus souvent localisées dans la région cervicale ou lombaire. Il est à plus ou moins long terme responsable de maladies qui peuvent être invalidantes.

3 Les mesures de prévention collective et individuelle

- Les **aides techniques** à la manutention évitent les manutentions manuelles à l'origine de TMS : chariots, transpalettes, plateforme élévatrice...
- Les situations de travail privilégiant le travail statique doivent être supprimées ou réduites au profit du travail dynamique.
- La **formation PRAP** (Prévention des Risques liés à l'Activité Physique) apprend à organiser le poste de travail de façon à limiter les manutentions et les postures contraignantes et à adopter des postures préservant la colonne vertébrale.

Exemple de démarche d'approche par le risque appliquée au risque lié à l'activité physique

❶ Analyse de la situation de travail :

Situation de travail :

Mr L...., préparateur de commande dans une petite entreprise depuis 10 ans prélève les produits dans les stocks en suivant le bon de commande et les place sur une palette puis les emballe. Il soulève et transporte chaque jour une cinquantaine des pièces détachées de 15 kg environ.

Schématisation du processus d'apparition d'un dommage

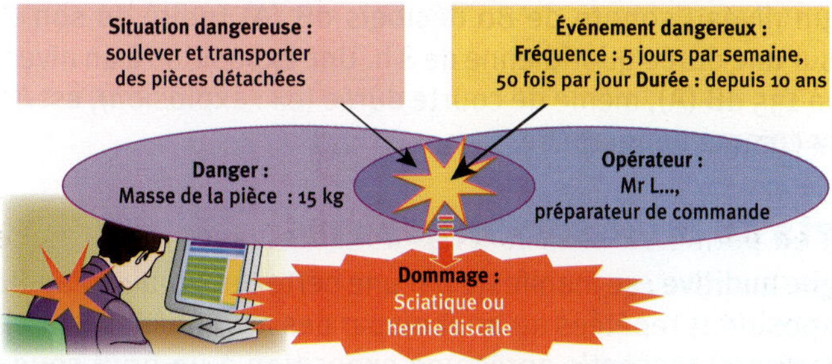

❷ Effets sur la colonne vertébrale

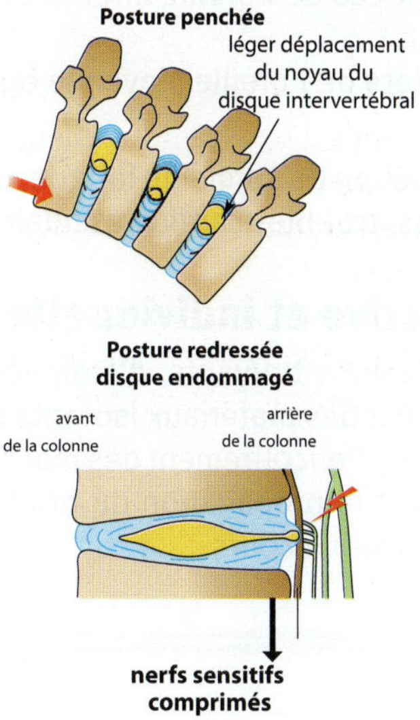

❸ Mesures de prévention

Suppression du risque : machines automatisées qui prélèvent les pièces et les placent dans les emballages.

Protection collective : utiliser des chariots de manutention, aménager des temps de pause réguliers, effectuer une rotation du personnel à ce poste, positionner les pièces les plus lourdes sur les étagères à hauteur des bras.

Protection individuelle : pratiquer de l'exercice physique

Formation, information : proposer une formation PRAP, afficher des schémas représentant des postures correctes au poste de travail.

30 Le risque lié au bruit

Le bruit, principale source de nuisance au niveau professionnel, est présent dans l'environnement de travail de la plupart des salariés. L'exposition répétée à des niveaux sonores élevés entraîne des surdités temporaires, puis définitives, pouvant être reconnues comme maladies professionnelles. Le bruit augmente le risque d'accident du travail.

1 Les situations dangereuses

Les effets du bruit sur la santé varient en fonction du niveau sonore mesuré en décibel et en fonction de la durée d'exposition du salarié au bruit.
La situation de travail est estimée dangereuse à partir d'une exposition du salarié à un niveau sonore de 80 décibels dB (A) (unité du son perçu par l'oreille), sur une durée quotidienne de 8 h. Une exposition à un niveau sonore supérieur à 135 dB (A), même de courte durée (ex : explosion), est également considérée comme dangereuse.

2 Les effets du bruit sur l'organisme

- **La fatigue auditive :** se manifeste par une perte temporaire d'audition dans le cas d'expositions répétées au bruit ou par des acouphènes (sifflements ou bourdonnements) ressentis après une exposition à un bruit soudain et de forte intensité.
- **La perte auditive définitive** est occasionnée par :
  - une destruction progressive des **cellules ciliées** de l'oreille interne en cas d'expositions répétées et prolongées au bruit ;
  - un endommagement du **tympan, des osselets** de l'oreille moyenne ou des cellules ciliées par un bruit très intense.
- **Les effets sur les autres organes :** perturbation du sommeil, fatigue, diminution de l'attention, augmentation du stress, troubles cardio-vasculaires...

3 Les mesures de protection collective et individuelle

La priorité est de prévoir des équipements moins bruyants, d'éloigner les postes de travail de la zone bruyante, de choisir des matériaux **isolants phoniques** pour les parois. À défaut, des cloisons ou l'encoffrement des machines bruyantes et les écrans acoustiques réduisent la propagation du bruit. Les protections individuelles sont utilisées en dernier recours.

Exemple de démarche d'approche par le risque appliquée au bruit

❶ Analyse de la situation de travail

Situation de travail :
Mme B... est employée depuis 5 ans dans un hypermarché. Aux heures de grande affluence, le samedi et en fin de soirée, elle approvisionne les rayons dans une ambiance sonore bruyante : messages publicitaires des animateurs de vente et appels au micro, bruit des clients (cris des enfants, interpellations, grincement des roues de chariots...)

Schématisation du processus d'apparition d'un dommage :

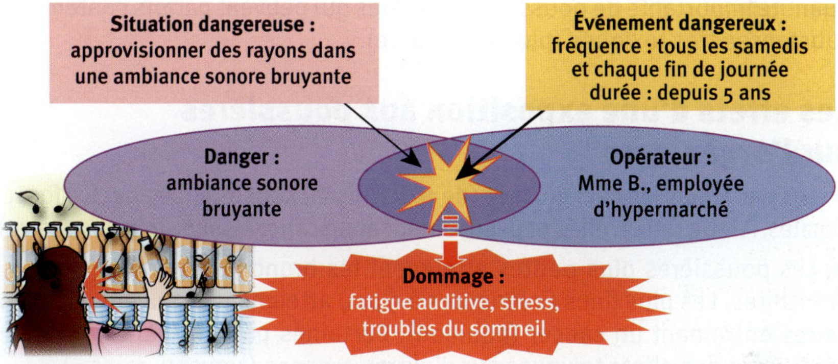

❷ Effets du bruit sur l'organisme

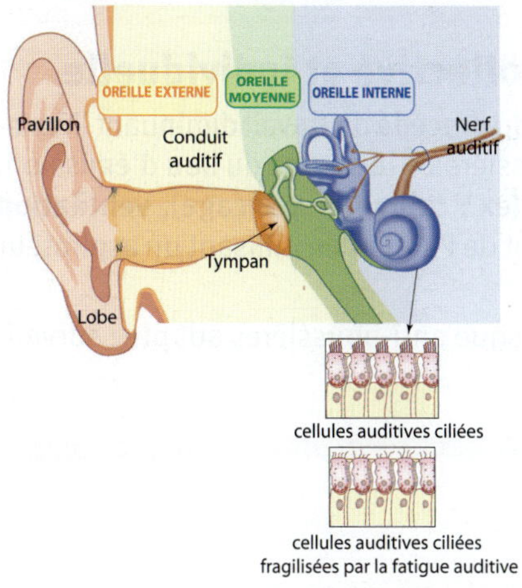

❸ Mesures de prévention

Protection collective : isolation des locaux : plafond, murs.
Limitation du volume sonore des micros.
Entretien des chariots (roues graissées) et renouvellement.

Protection individuelle : PICB (Protection Individuelle Contre le Bruit), port de bouchons d'oreilles ou d'un casque antibruit.

31 Le risque lié aux poussières

Les poussières sont de fines particules solides qui se déposent sur la peau ou pénètrent dans l'appareil respiratoire des personnes exposées. Elles sont responsables de maladies professionnelles ou d'accidents (inflammation ou explosion des poussières).

1 Les situations dangereuses

L'analyse de la situation dangereuse doit prendre en compte la concentration, la taille et la masse des particules. Plus elles sont fines et légères, plus elles sont dangereuses, car elles pénètrent plus profondément dans l'appareil respiratoire.

Les activités de ponçage sont les plus dangereuses, car elles émettent une quantité importante de poussières très fines qui peuvent parfois contenir des substances très toxiques (plomb, amiante).

2 Les effets d'une exposition aux poussières sur l'organisme

- Les particules les plus grosses (de 10 à 100 µm) sont retenues par les fosses nasales. À long terme, elles peuvent entraîner un cancer (sinus, fosses nasales).
- Les poussières plus petites atteignent les bronches et provoquent des bronchites. Les plus fines (inférieures à 5 µm) atteignent les alvéoles pulmonaires entraînant un cancer (poumon). Certaines passent dans le sang et produisent des effets toxiques sur d'autres organes (cerveau, reins...).
- Les poussières sont également responsables d'eczéma ou d'allergies : rhinites (écoulement nasal, éternuement), asthme (ex : avec la farine)

3 Les mesures de protection collective et individuelle

- **Protection collective :** modification du procédé de travail diminuant l'émission de poussières et **captage** des poussières **à la source** du lieu d'émission, séparation entre les zones d'activités (ex : cabine de ponçage), **ventilation générale** des locaux, nettoyage fréquent de l'atelier en utilisant un aspirateur à la place de balais ou de soufflettes.
- **Protection individuelle :** port de masque anti-poussières adapté ; surveillance médicale renforcée.

Exemple de démarche d'approche par le risque appliquée au risque lié aux poussières de bois

❶ Analyse de la situation de travail

Situation de travail :

Mr R., menuisier, travaille depuis 6 ans dans l'entreprise artisanale C..... de fabrication de meubles en bois qui emploie 9 salariés. Il consacre environ 2h par jour au ponçage des planches, 4 jours par semaine, à l'aide d'une ponceuse portative.

Schématisation du processus d'apparition d'un dommage :

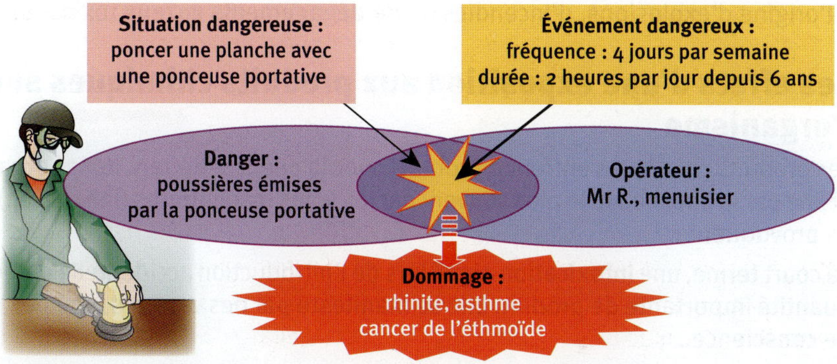

❷ Effets sur l'organisme

L'inhalation des poussières de bois (inférieures à 10 µm) provoque une irritation des voies respiratoires.

À la longue, ces irritations sont responsables du cancer de l'ethmoïde (os situé à la partie supérieure des fosses nasales).

❸ Mesures de prévention

Protection collective :

- limiter la présence humaine en automatisant ;
- remplacer les machines portatives par des machines fixes comportant un système de captage des poussières à la source ;
- prévoir une aspiration efficace des machines portatives.

Protection individuelle (moins efficace) :

- porter un masque filtrant de classe P_3(haute efficacité) ;
- mettre en place une surveillance médicale renforcée : au moins une fois par an, fiche individuelle d'exposition complétée par l'employeur et transmise au médecin du travail.

Information : informer les salariés sur le risque lié aux poussières et sur l'utilisation des EPI.

32 Le risque chimique

Les produits chimiques sont présents dans l'environnement de travail de tous les salariés, sans qu'ils en aient toujours conscience. Solvants, colles, peintures, désinfectants, dégraissants (...) sont à l'origine d'accidents, mais le plus souvent ils entraînent des maladies professionnelles.

1 Les situations dangereuses

- Les produits sont utilisés de façon consciente, purs (substances) ou en mélange, mais ils sont également émis au cours d'activité de travail sous forme de fumées, de vapeurs, de gaz ou de poussières.
- L'association de plusieurs produits peut provoquer une réaction dangereuse, à l'origine d'explosions, d'incendies ou de dégagements gazeux toxiques.

2 Les effets d'une exposition aux produits chimiques sur l'organisme

Les produits chimiques entrent en contact avec la peau, pénètrent dans l'organisme par la bouche, ou le plus souvent par les voies respiratoires (**inhalation**). Ils provoquent :

- à court terme, une **intoxication aiguë** lors de l'introduction accidentelle d'une quantité importante de produit. Elle se manifeste par des vertiges, une perte de conscience... ;

- à moyen terme, une **allergie** au niveau de la peau (eczéma) ou de l'appareil respiratoire (asthme) ;

- à long terme, une **intoxication chronique** suite au contact répété avec un produit, pendant des semaines ou des années, même à faible dose. Cette intoxication atteint les reins, la vessie, le foie, les poumons, où elle provoque des troubles (insuffisance rénale, troubles cardiaques, stérilité...) ou un cancer.

3 Les mesures de protection collective et individuelle

- **Suppression** du produit ou remplacement par un autre non dangereux
- **Protection collective :** choix d'un produit moins toxique. Système de captage à la source des vapeurs toxiques, ventilation générale du local (moins efficace).
- **Protection individuelle :** le port d'EPI (masque, gants, lunettes), tenue plus ou moins couvrante.
- **Fiche de poste :** information sur les dangers et les moyens de se protéger au poste de travail.

Exemple de démarche d'approche par le risque appliquée au risque chimique

❶ Analyse de la situation de travail

Situation de travail :

Mme F..... est assistante technique en milieu familial et collectif. Elle est chargée de l'entretien des sanitaires d'un pavillon d'un foyer logement. Après avoir pulvérisé du détartrant dans la cuvette des toilettes, elle décide de la désinfecter en ajoutant de l'eau de Javel.

Schématisation du processus d'apparition d'un dommage :

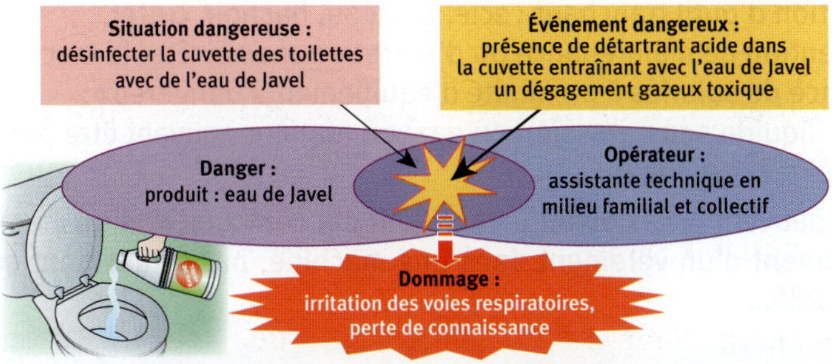

❷ Effets sur l'organisme

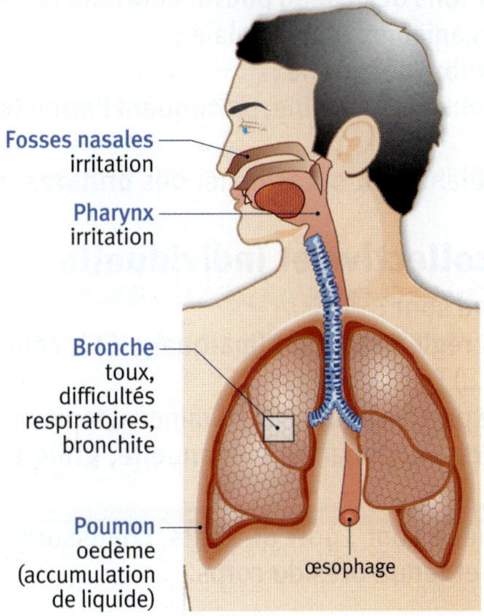

❸ Mesures de prévention

Protection collective : remplacer l'eau de Javel par un autre désinfectant, ne jamais mélanger de produits, installer un système de ventilation efficace des sanitaires.

Protection individuelle : porter un masque (ou demi-masque) lavable ou jetable comportant un filtre et une cartouche.

Formation-information : s'informer sur la dangerosité des produits avant utilisation en consultant l'étiquette, la fiche du produit et la fiche de données de sécurité. **(Livret détachable p.23 et 24)**

33 Le risque lié aux équipements de travail

Le risque lié aux équipements de travail (ou risque mécanique) correspond au risque d'accident entrainant une blessure provoquée par une machine, une partie de machine ou un outil.

1 Les situations dangereuses

- Les situations de travail sont dangereuses dans les cas suivants :

- machines comportant des parties en mouvement pouvant entrer en contact avec une partie du corps du salarié ;
- utilisation d'outil tranchant : scie, couteau, hachoir, cutter... ;
- intervention de maintenance ou d'entretien sans arrêter la machine ;
- présence de salariés à proximité d'équipements dangereux ;
- fluide (liquide sous pression ou gaz) ou matière pouvant être projeté vers le salarié (pièce, copeaux...).

- Elles peuvent occasionner un accident par **coincement** d'un membre, par **entraînement** d'un vêtement dans une machine, par **écrasement** sous une pièce lourde...

2 Les effets sur l'organisme

Le contact avec une pièce en mouvement ou un outil tranchant provoque :
- **des écorchures**, **coupures** ou **perforations** de la peau pouvant entraîner une infection par pénétration des micro-organismes dans la plaie ;
- **l'amputation** d'un doigt ou d'un membre sectionné ;
- **l'écrasement** d'une partie du corps sous une machine, provoquant l'atteinte d'organes...

Le contact avec un fluide ou un gaz brûlant peut occasionner des **brûlures**.

3 Les mesures de protection collective et individuelle

- Les mesures de **protection collective** sont :

- l'achat de machines conformes à la réglementation (marquage CE), comportant des protecteurs (capot, carter...) ;
- des barrières, cloisons, détecteurs de présence (faisceau lumineux, tapis...) ;
- des systèmes de maintien à distance : commande bi-manuelle, grille et systèmes d'arrêt d'urgence.

- Les mesures de protection individuelle sont : port de gants, chaussures, lunettes ou casque, cheveux attachés et tenue près du corps.

Exemple de démarche d'approche par le risque appliquée au risque lié aux équipements de travail

❶ Analyse de la situation de travail

Situation de travail :
Séverine A.... 19 ans, titulaire du CAP EVS (employé de vente spécialisé option : produits alimentaires), est embauchée à contrat à durée déterminée depuis un mois. Elle prépare la commande pour un client : découpe de 30 tranches de jambon avec la trancheuse à jambon.

Schématisation du processus d'apparition d'un dommage :

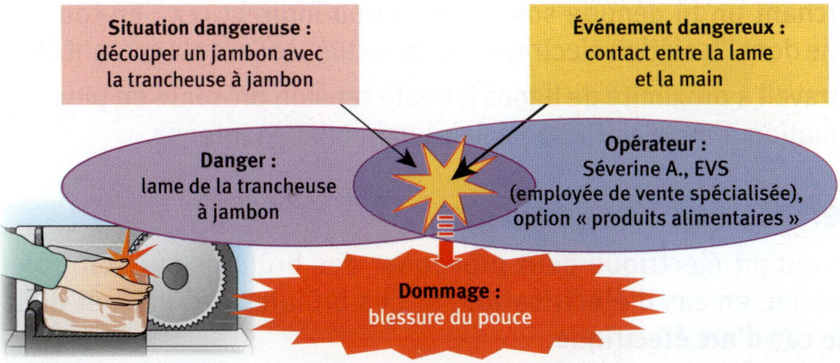

❷ Effets sur l'organisme

Les micro-organismes pénètrent dans la plaie et se multiplient. L'organisme réagit localement par la réaction inflammatoire.
L'infection peut se généraliser et entraîner une septicémie mortelle.

La réaction inflammatoire

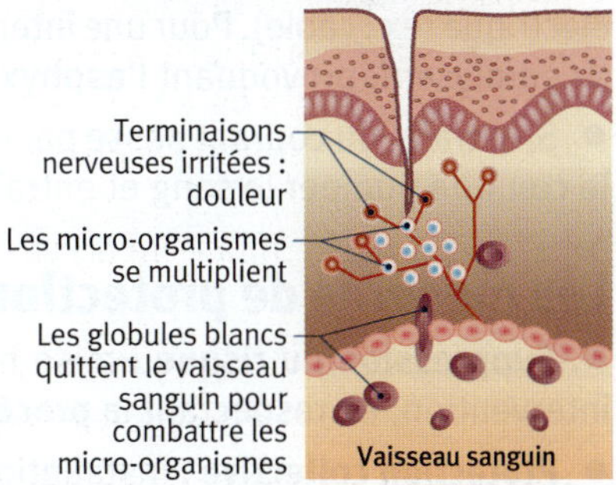

❸ Mesures de prévention

Suppression du risque : automatisation de la découpe.

Protection collective : dispositif de maintien destiné à éloigner la main de l'opérateur lors de la coupe de jambon.

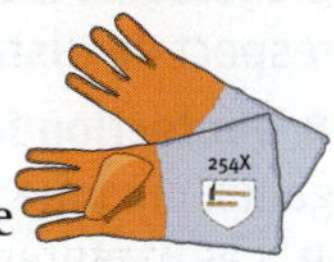

Protection individuelle : port de gants de protection contre le risque mécanique.

Information-formation formation à l'utilisation de la trancheuse à jambon.

34 Le risque électrique

Tout salarié qui utilise du matériel électrique est confronté au risque électrique sans en avoir toujours conscience, car le danger est invisible. Les accidents qui en découlent sont rares, mais souvent graves. L'électricité est également à l'origine d'incendies ou d'explosions.

1 Les situations dangereuses

Le personnel qui travaille sur des installations ou des machines sous tension, à proximité du circuit électrique lors de tâches d'entretien ou dans le secteur du BTP, est exposé au risque électrique.

- Un accident peut se produire lorsqu'un salarié entre en contact direct (ex : en touchant un fil dénudé sous tension) ou indirect (ex : en touchant une machine dont l'isolation électrique est défectueuse) avec le courant électrique.
- Le travail à proximité de lignes à haute tension présente en plus un risque de formation d'arc électrique : éclair lumineux très intense.

2 Les effets sur l'organisme

- Le courant électrique peut provoquer des brûlures sur son trajet dans l'organisme en cas d'**électrisation,** et des brûlures des yeux et de la peau dans le cas **d'arc électrique.**
- À partir d'une certaine **intensité** et **durée** de passage du courant, les muscles se contractent, empêchant la victime de lâcher le contact avec le courant électrique (ex : câble). Pour une intensité plus élevée, les muscles respiratoires se paralysent, provoquant l'**asphyxie**.
- Si le trajet du courant passe par le cœur, **la fibrillation cardiaque** empêche le cœur de pomper le sang et entraîne la mort de la victime (électrocution).

3 Les mesures de protection collective et individuelle

- **Suppression du risque :** mise hors tension de l'installation avant toute intervention, en respectant la **procédure de consignation.**
- **Protection collective :** installation aux normes de sécurité ; mise en place **d'obstacles isolants** devant les armoires électriques, interdiction d'accès et respect de **distances de sécurité**.
- **Protection individuelle : EPI** (Équipements de Protection Individuelle) : gants, masque facial, chaussures, utilisation d'outils, de perche ou de tabourets isolants.
- **Formation, information, habilitation :** habilitations électriques,

Exemple de démarche d'approche par le risque appliquée au risque électrique

❶ Analyse de la situation de travail :

Situation de travail :

Mr S.... , 36 ans, monteur électricien, doit remplacer une ampoule défectueuse sur un lampadaire extérieur et dont le socle et le diffuseur sont métalliques. Il installe son échelle contre le lampadaire en marchant dans la jardinière fraîchement arrosée. Il grimpe à l'échelle sans effectuer la coupure de la tension d'alimentation. Il porte des chaussures en toile.

Source : D'après épicéa n°11982

Schématisation du processus d'apparition d'un dommage

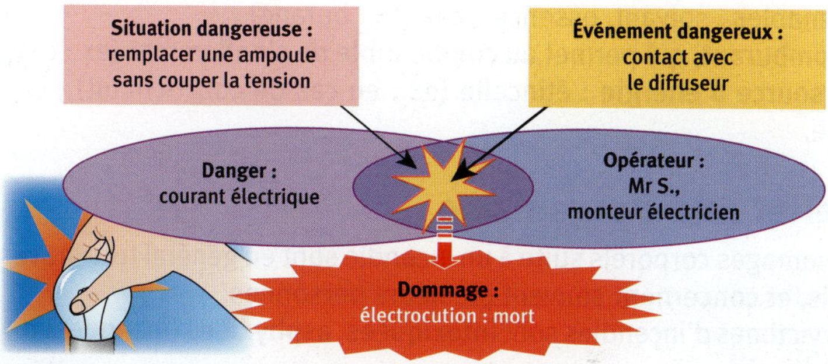

❷ Effets sur l'organisme

Résistance du corps diminuée en raison de l'humidité de la peau (pieds humides) : dommages plus importants

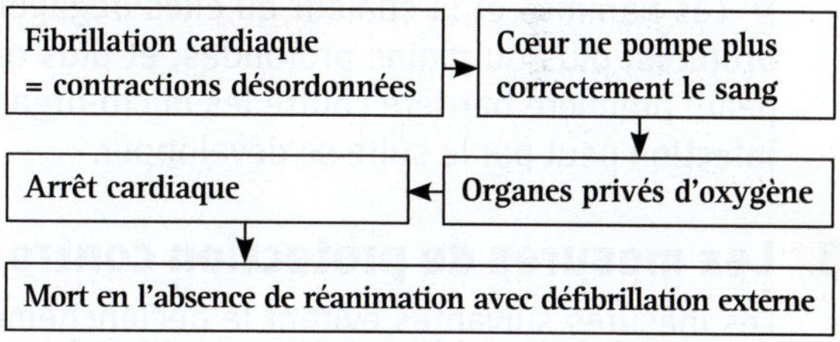

❸ Mesures de prévention

Suppression du risque : n'intervenir qu'après procédure de consignation par un personnel formé et habilité.

Protection collective :

- Éviter le contact avec des parties métalliques
- Ne pas intervenir en milieu humide.

Protection individuelle : EPI ; port de chaussures de sécurité ou bottes isolantes et imperméables, gants isolants.

35 Le risque incendie

Un incendie est une combustion de matière qui s'étend rapidement en dégageant de la chaleur, des fumées et parfois des gaz toxiques. Les incendies qui se déclarent dans les locaux professionnels font chaque année des victimes et entraînent des dégâts matériels.

1 Les situations dangereuses

Beaucoup de situations peuvent être à l'origine d'incendies : soudage au chalumeau, défaut dans une installation électrique, stockage de produits, de bois, de déchets... Pour que le feu se déclare, il faut que les trois éléments du **triangle de feu** soient rassemblés :
- **un combustible**, capable de brûler : solide (ex : bois), liquide (ex : produits inflammables : solvant, essence), gaz (ex : butane) ;
- **un comburant,** qui permet au combustible de s'enflammer (ex : oxygène) ;
- **une source d'énergie** : étincelle (ex : en cas de court-circuit) ; cigarette, flamme.

2 Les effets sur l'organisme

Les dommages corporels suite à un incendie sont en général très graves, voire mortels, et concernent souvent plusieurs personnes.

- Les victimes d'incendies sont **intoxiquées, asphyxiées** (manque d'oxygène) par les fumées.
- Les flammes et la chaleur qu'elles dégagent provoquent également des **brûlures**, plus ou moins profondes, et plus ou moins étendues. Comme la peau, première barrière contre les micro-organismes est endommagée, une **infection** peut par la suite se développer.

3 Les mesures de protection contre le risque d'incendie

Les mesures suivantes évitent le déclenchement d'un incendie, limitent sa propagation ou permettent une évacuation rapide des salariés :
- **suppression** d'au moins **un des éléments du triangle de feu** ;
- conception des locaux : portes coupe-feu, issues de secours, matériaux résistants au feu, installation de systèmes de **détection incendie...** ;
- en cas d'incendie : déclenchement de **l'alarme sonore** qui donne l'ordre de sortir du bâtiment en suivant le plan d'évacuation, **alerte** aux pompiers et organisation de leur accueil ;
- consignes et signalisation : panneaux indiquant les issues de secours, l'interdiction de fumer, plan d'évacuation, emplacement des extincteurs...

Exemple de démarche d'approche par le risque appliquée au risque d'incendie

❶ Analyse de la situation de travail :

Situation de travail :

Fabien F.... est menuisier dans une entreprise qui fabrique des charpentes en bois lamellé-collé. Il utilise une scie circulaire pour découper des panneaux. Des étincelles sont produites lors du sciage et les poussières de bois s'accumulent dans l'environnement de travail.

Schématisation du processus d'apparition d'un dommage :

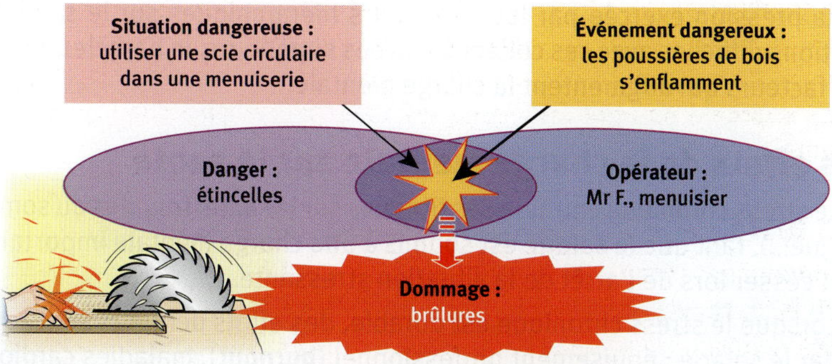

❷ Effets sur l'organisme

Plus les brûlures sont étendues et profondes, plus elles sont graves.

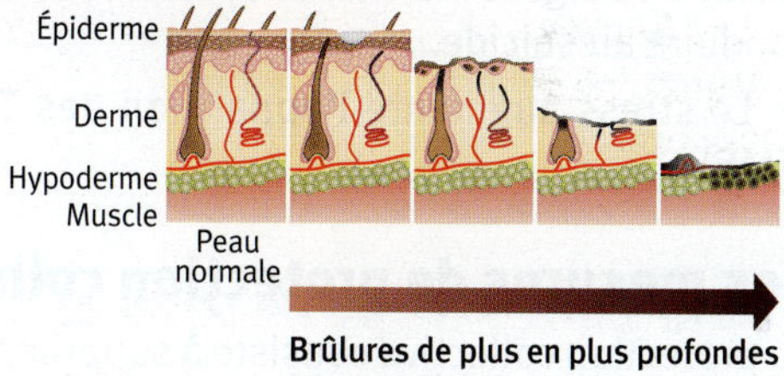

❸ Mesures de prévention

■ Ne pas laisser s'accumuler les sciures de bois utiliser un système d'aspiration des poussières de bois au niveau de la scie circulaire.

■ Choisir une scie équipée d'un pare-étincelles.

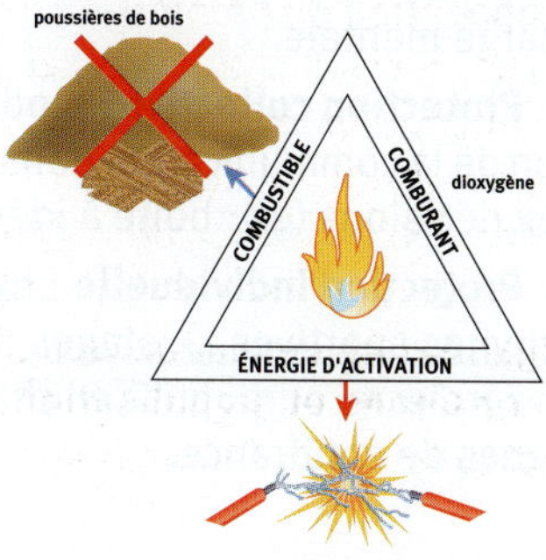

36 Le risque lié à la charge mentale

Tout travail nécessite une activité intellectuelle, appelée charge mentale. De plus en plus importante, elle est source de stress pour environ 22 % des salariés européens. Elle constitue l'un des principaux problèmes actuels de santé au travail.

1 Les situations dangereuses

- La charge mentale est importante dans tout travail qui demande de la réflexion, de l'organisation, de la précision, ou impose une charge de travail trop élevée. Lorsque la charge mentale dépasse les possibilités du salarié, elle est à l'origine de **stress**.
- La pression exercée par les supérieurs hiérarchiques sur le salarié, les relations difficiles avec ses collègues ou ses supérieurs, le **harcèlement**, sont des facteurs qui augmentent la charge mentale.

2 Les effets de la charge mentale sur la santé

- Le **stress chronique** entraîne des troubles sur la santé (troubles du sommeil, fatigue...), tant que le salarié est soumis à une charge mentale importante. Il peut cesser lors de l'arrêt de la situation stressante.
- Lorsque le stress chronique est durable, des effets définitifs sont ressentis par le salarié : épuisement professionnel (**burnout**), maladies cardio-vasculaires ou digestives, baisse de la résistance à l'infection, dépression pouvant conduire au suicide...
- Le stress augmente l'apparition des **Troubles Musculo-Squelettiques** (TMS).

3 Les mesures de protection collective et individuelle

La protection collective consiste à supprimer les causes de la charge mentale, tandis que la protection individuelle se limite à diminuer les effets de cette charge mentale.

- **Protection collective :** modification de l'organisation du travail, amélioration de la communication dans l'entreprise, respect des salariés, participation aux décisions (ex : boîte à idées), reconnaissance du travail.
- **Protection individuelle :** hygiène de vie correcte (sommeil, alimentation, activités sportives...), stages de gestion du stress.

En dernier recours : prise en charge médicale et psychologique dès les premiers signes de souffrance.

Exemple de démarche d'approche par le risque appliquée à la charge mentale

❶ Schématisation du processus d'apparition d'un dommage

Situation de travail : Magalie S.... est téléconseillère dans un centre d'appel au service des réclamations d'un fournisseur d'accès. Elle ressent une charge mentale élevée en raison de clients souvent mécontents, des exigences de ses supérieurs et du manque de communication avec ses collègues.

Schématisation du processus d'apparition d'un dommage

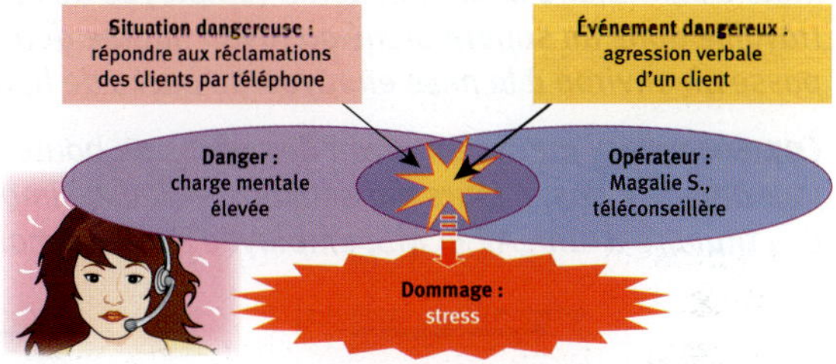

❷ Effets sur l'organisme

Situation stressante →

1 - Phase d'alarme qui permet de réagir vite
- → Augmentation du rythme cardiaque
- → Augmentation du rythme respiratoire
- → Transpiration

→

2 - Phase de résistance ou d'adaptation
- → Augmentation de la glycémie (quantité de sucre dans le sang)
- → Apport d'énergie supplémentaire aux muscles, au cœur et au cerveau

→

3 - Phase d'épuisement ou de stress profond
Déséquilibres
- → Maladies cardio-vasculaires et digestives
- → Baisse des défenses immunitaires
- → Troubles du sommeil, grande fatigue, irritabilité, dépression

❸ Mesures de prévention

Protection collective : embaucher des personnes supplémentaires pour diminuer la charge de travail ; diminuer les objectifs ; aménager des temps et des lieux d'échanges entre salariés...

Protection individuelle : suivi régulier (psychologue...) pour aider les salariés à prendre du recul par rapport aux remarques des clients ; soutien individuel en cas de besoin (agression verbale) : supérieur, psychologue...

TESTEZ VOS CONNAISSANCES

LE RISQUE LIÉ À L'ACTIVITÉ PHYSIQUE

▶ Lisez la situation de travail ci-dessous et inscrivez chaque composante dans la schématisation du processus d'apparition d'un dommage.

Mme C...., titulaire d' un CAP ECMS (Employée de commerce multispécialités) travaille dans un supermarché au rayon liquide depuis 5 ans... Chaque jour, elle passe 4h environ à la mise en rayon de packs de bouteilles.

Composantes *: mettre en rayon des packs de bouteille — hernie discale — 4h par jour depuis 5 ans, 5 jours par semaine — masse importante des packs — Mme C..., titulaire d' un CAP ECMS, employée de supermarché.*

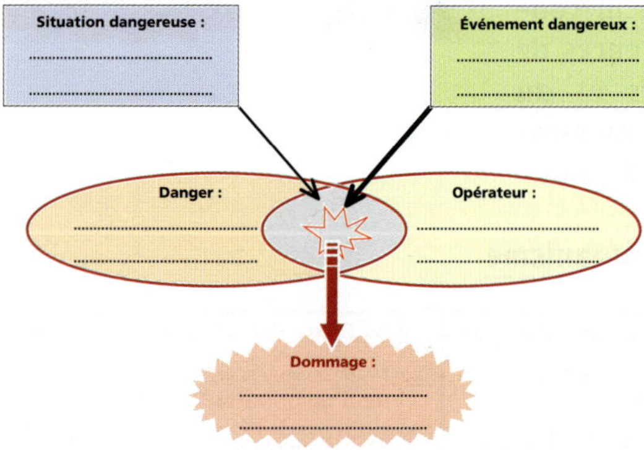

LE RISQUE LIÉ AU BRUIT

▶ Indiquez pour chaque affirmation si elle est vraie ou fausse.

a) Une exposition de très courte durée à un niveau sonore très élevé (plus de 135 dB (A)) est aussi dangereuse qu'une exposition longue (8h) à un niveau sonore de plus de 80 dB (A).. ☐

b) Il est plus efficace d'équiper de bouchons d'oreilles tous les salariés soumis quotidiennement à un niveau sonore supérieur à 80 dB (A) que de choisir des machines moins bruyantes.. ☐

c) Le bruit a des effets négatifs uniquement sur l'oreille.. ☐

d) Le bruit augmente le risque d'accident en diminuant la concentration.. ☐

e) Une exposition chronique (répétée et à long terme) peut entraîner une maladie professionnelle.. ☐

LE RISQUE LIÉ AUX POUSSIÈRES

Remettez dans l'ordre du plus efficace au moins efficace les mesures de prévention contre les poussières notées ci-dessous.

a) Afficher les consignes à respecter dans l'atelier : mise en route des systèmes de ventilation, port de masque... ◯

b) Installer une ventilation générale de l'atelier. ◯

c) Équiper toutes les machines de système d'aspiration à la source du lieu d'émission des poussières. ◯

d) Mettre à disposition des salariés des masques anti-poussières de type 3. ◯

e) Automatiser le système d'usinage des pièces. ◯

f) Isoler les postes les plus polluants. ◯

LE RISQUE CHIMIQUE

Lisez la situation de travail ci-dessous et inscrivez chaque composante dans la schématisation du processus d'apparition d'un dommage.

Mr L..... , artisan peintre, termine un chantier chez un particulier.

Il applique de la peinture au pistolet sur un radiateur.

Composantes : *peinture contenant un solvant – perte de conscience – peintre en bâtiment – appliquer de la peinture au pistolet – inhalation de peinture*

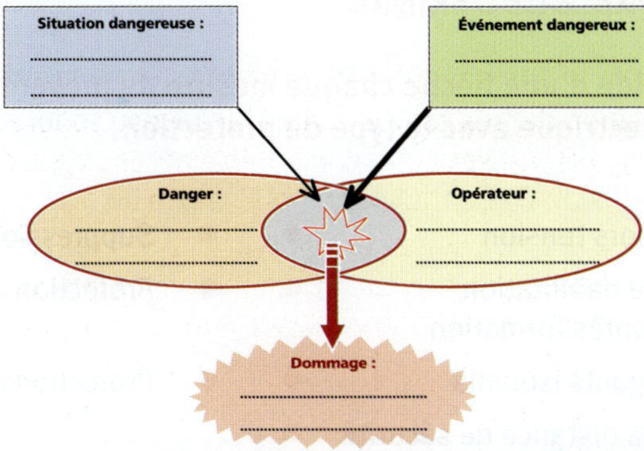

LE RISQUE LIÉ AUX ÉQUIPEMENTS DE TRAVAIL

▶ **Lisez la situation de travail ci-dessous et inscrivez chaque composante dans la schématisation du processus d'apparition d'un dommage.**

Situation de travail : Mme L..., opératrice d'emballage, doit chasser les résidus de sciure à l'aide d'une soufflette d'air comprimé par le dessus de la machine qui découpe les bandes de tartes surgelées. Comme la soufflette est inutilisable, Mme L... intervient sans visibilité avec la main droite, sous la scie mécanique, dans l'espace libéré pour dégager la sciure.

D'après la base de l'INRS : epicea.fr N° de dossier : 20695

Dégager la sciure sous la scie mécanique avec la main droite — Quatre doigts de la main droite sectionnés — Mme L... opératrice d' emballage — main entre en contact avec l' une des lames — lame de la scie mécanique

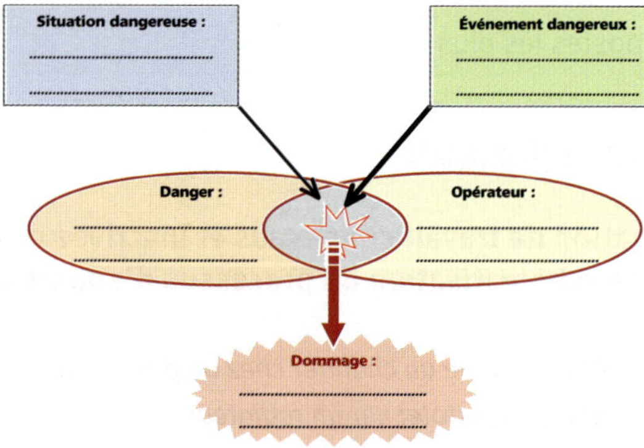

LE RISQUE ÉLECTRIQUE

▶ **Reliez à l'aide d'une flèche chaque mesure de prévention contre le risque électrique avec le type de protection.**

Intervenir hors tension	●	●	Suppression du risque
Délivrer une habilitation électrique après formation	●	●	Protection collective
Porter des gants isolants	●	●	Protection individuelle
Respecter la distance de sécurité	●		
Utiliser des outils isolants	●	●	Formation – information – habilitation

LE RISQUE D'INCENDIE

▶ Complétez les trois éléments du triangle de feu, responsables de l'incendie dans la situation présentée ci-dessous.

Un cuisinier nettoie une hotte aspirante avec de l' alcool à brûler, une chute d' alcool sur la flamme d' un brûleur entraîne un début d' incendie.

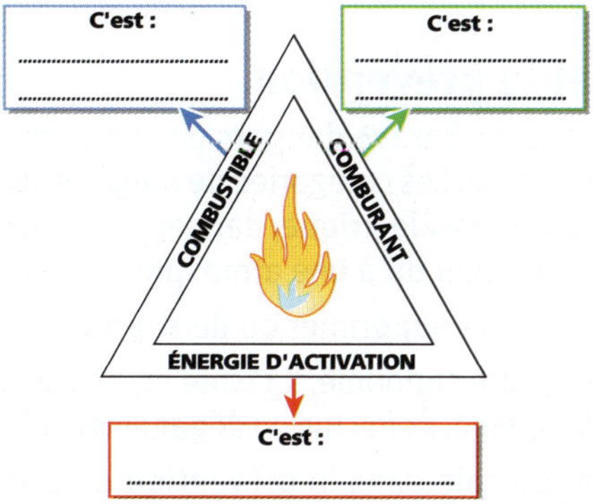

LE RISQUE LIÉ À LA CHARGE MENTALE

▶ Reliez les éléments correspondants de chaque colonne à l'aide de flèches

Effets du stress sur la santé	Étapes	Phase
Burnout ●		
Augmentation de la glycémie ●	● Phase 1 ●	● Stress profond
Troubles du sommeil ●		
Augmentation du rythme cardiaque et respiratoire ●		
Transpiration ●	● Phase 2 ●	● Alarme
Irritabilité		
Baisse des défenses immunitaires ●	● Phase 3 ●	● Résistance
Apport supplémentaire d'énergie au cerveau et aux muscles ●		

37 Les situations d'urgence

Le secouriste intervient dès qu'un accident se produit pour éviter l'aggravation de l'état de la victime dans l'attente des secours spécialisés. Une intervention efficace et rapide augmente les chances de survie. Son action consiste à protéger et prévenir, à examiner, à alerter et à secourir la victime.

1 La protection et la prévention

- Le secouriste doit **identifier les dangers** pour assurer sa protection, celle des témoins et de la victime. Les catégories de dangers sont : danger d'origine mécanique, danger d'origine électrique, danger pouvant provoquer un incendie ou une explosion, danger dû à une atmosphère toxique ou irrespirable.
- Il essaie ensuite de **faire supprimer** ou de supprimer les dangers.
- Si le danger ne peut être supprimé, il **l'isole** et, en cas de nécessité absolue et sans danger pour lui-même, il effectue un **dégagement d'urgence** de la victime.
- Il joue également un rôle dans la **prévention** en alertant les personnes responsables de la prévention lorsqu'il repère un danger.

2 L'examen de la victime

L'examen de la victime suit un ordre déterminé par le niveau d'urgence. Il a pour but de prévoir les gestes adaptés et d'informer les secours de son état et des gestes entrepris. Le secouriste se pose les questions suivantes en observant l'état de la victime :
– Saigne-t-elle abondamment ? S'étouffe-t-elle ?
– Puis il vérifie la **conscience** en se posant la question : répond-elle ?
→ Si la victime ne répond pas, il se pose la question : respire-t-elle ?
→ Si la victime répond, il observe les signes anormaux et constate si elle se plaint de malaises, de brûlures ou de douleurs empêchant certains mouvements, d'une plaie qui ne saigne pas abondamment.

3 L'alerte aux secours

- Le secouriste choisit un témoin et lui donne le message à transmettre aux secours internes à l'entreprise. À l'extérieur de l'entreprise, le témoin appelle le SAMU (15), les pompiers (18), ou le numéro européen (112). En l'absence de témoin, il alerte lui-même les secours.
- Le message transmis comporte les coordonées du témoin chargé de l'alerte, le lieu précis, l'origine de l'accident, le nombre et l'état des victimes.
- Le secouriste s'assure que l'alerte est transmise et organise l'accueil des secours.

Les gestes de secours

Le secouriste doit être capable de choisir les gestes adaptés en tenant compte du résultat de l'examen puis de mettre en œuvre l'action. Il doit ensuite couvrir la victime et surveiller l'évolution de son état jusqu'à l'arrivée des secours spécialisés.

Plan d'intervention du SST Sauveteur Secouriste du Travail

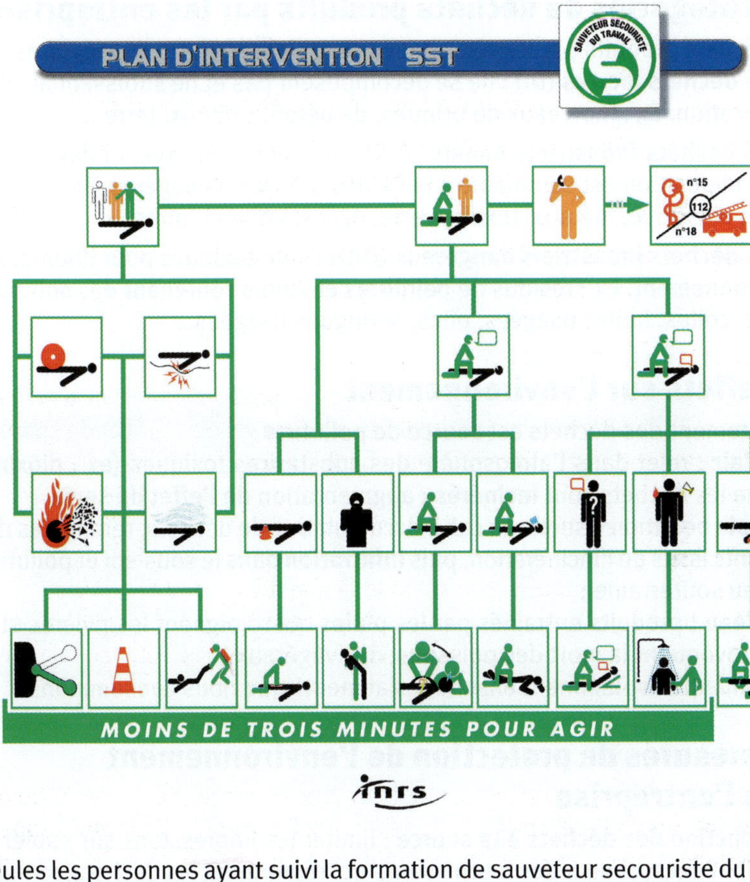

Seules les personnes ayant suivi la formation de sauveteur secouriste du travail avec succès sont habilitées à intervenir, en aucun cas les gestes et comportements indiqués ne doivent être mis en oeuvre par des personnes non formées.

38 La gestion des déchets professionnels

Les déchets stockés sans précaution risquent de polluer le sol, l'air et l'eau. L'entreprise est responsable de l'élimination des déchets qui doit s'effectuer dans le respect de la réglementation, mais chaque salarié a également un rôle à jouer.

1 Les catégories de déchets produits par les entreprises

Les déchets produits par les entreprises sont classés en trois catégories.

- **Les déchets inertes** (DI) : ne se décomposent pas et ne subissent aucune modification. Ex : morceaux de briques, de béton, cailloux, terre…
- **Les déchets industriels banals** (DIB) : ne sont ni inertes, ni dangereux. Leur composition est semblable à celle des ordures ménagères. Ex : carton, papier, plastique, métaux, textile, verre, déchets alimentaires…
- **Les déchets industriels dangereux** (DID) : sont toxiques pour l'homme et l'environnement. Ex : résidus de peintures et vernis contenant des solvants, encres, colles, huiles usagées, piles, seringues usagées…

2 Les effets sur l'environnement

Le traitement des déchets est source de pollution :

– **de l'air** : rejet dans l'atmosphère des substances toxiques (ex : dioxine) lorsque les déchets sont **incinérés** ; augmentation de **l'effet de serre**

– **du sol** : pollution visuelle en cas d'accumulation de déchets, retombées des polluants issus de l'incinération, puis **infiltration** dans le sous-sol et pollution de l'eau souterraine ;

– **de l'eau** : produits entraînés par les pluies qui rejoignent les rivières et la mer, provoquant la mort des poissons, des végétaux.

Les polluants contaminent ensuite les aliments que nous consommons.

3 Les mesures de protection de l'environnement dans l'entreprise

- **Réduction des déchets à la source** : limiter les impressions sur papier et les emballages, choisir des fournisseurs qui reprennent les déchets, remplacer les produits toxiques par des produits moins dangereux.
- **Tri des déchets** : trier et stocker les déchets par catégorie, en séparant les déchets dangereux ; installer des bacs par catégorie de déchets à proximité des postes de travail ;
- **Formation et information** du personnel : limitation des déchets et tri.

Les signes et logos indiquant les possibilités de recyclage

Le recyclage permet de diminuer le volume des déchets enfouis sous le sol (déchets ultimes) et la quantité de déchets incinérés à l'origine d'une pollution de l'environnement. La connaissance des logos concernant les produits recyclables permet de privilégier l'achat de produits dont les effets négatifs sur l'environnement seront limités lorsqu'ils seront devenus des déchets.

- Boucle de Möbius signifie que le produit est recyclable ou contient des matériaux recyclés (dans ce cas indication du pourcentage de matières recyclées).
- Ecolabel français : marque NF (norme française) délivrée par l'AFNOR certification. Effets limités sur l'environnement tout au long de son cycle de vie (matières premières, distribution, consommation, recyclage...)
- Ecolabel européen (commun à tous les pays d'Europe) et délivré par l'AFNOR Certification. Effets limités tout au long du cycle de vie du produit.
- Emballage ou produit composé en totalité de matériaux recyclés ou en partie (dans ce cas : un pourcentage est indiqué au dessus de la flèche).
- ACIER RECYCLABLE : Produit ou emballage qui contient de l'acier, matériau qui peut être recyclé.
- Produit composé de plastiques recyclables. Ce logo est généralement accompagné d'un chiffre qui correspond à un type de plastique
- Emballage composé de verre recyclable.
- Emballage qui peut être utilisé avec ou sans traitement (ex : bouteille de verre lavée)
- Produit ou emballage contenant de l'aluminium, matériau qui peut être recyclé.

TESTEZ VOS CONNAISSANCES

LA GESTION DES SITUATIONS D'URGENCE

1. Notez dans l'ordre chronologique les étapes d'intervention d'un secouriste témoin de l'accident suivant : un salarié s'est entaillé l'avant-bras avec une scie.

- ◯ Demander à un témoin d'alerter les personnes prévues dans l'organisation des secours de l'entreprise.
- ◯ Examiner la victime.
- ◯ Repérer les dangers et les supprimer — en cas d'impossibilité, isoler les dangers — en cas d'impossibilité dégager la victime — en cas d'impossibilité isoler et alerter les secours spécialisés.
- ◯ Comprimer l'endroit qui saigne.

2. Consultez l'aide-mémoire secourisme p.106 à 122 et indiquez si les affirmations suivantes sont vraies ou fausses :

a) Lors de l'examen d'une victime qui ne répond pas, il faut la retourner sur le dos si elle est positionnée sur le ventre. ☐

b) Lorsqu'une victime s'étouffe, il faut tout d'abord pratiquer une à cinq compressions abdominales avant de donner une à cinq tapes dans le dos. ☐

c) Une victime inconsciente, positionnée sur le dos, est en danger de mort, elle doit être basculée sur le côté le plus vite possible. ☐

d) En cas de constat d'arrêt respiratoire d'une victime adulte, le secouriste commence à pratiquer des insufflations en attendant l'arrivée du DAE (défibrillateur automatique externe). ☐

e) Si la victime a une plaie au thorax, il faut la positionner à plat dos, cuisses et genoux fléchis. ☐

f) Le secouriste nettoie une plaie simple qui ne saigne pas abondamment à l'eau et au savon et utilise un antiseptique conseillé par le médecin du travail. ☐

g) Lorsque la victime allongée se plaint d'une douleur au dos, le secouriste doit lui demander de bouger les membres pour déterminer l'origine de la douleur. ☐

LA GESTION DES DÉCHETS

1. Reliez chaque logo à sa signification à l'aide d'une flèche

- Produit composé de plastique recyclable
- Ecolabel français : marque NF (norme française) délivrée par l'AFNOR Certification, Impact limité sur l'environnement tout au long du cycle de vie du produit
- Écolabel européen qui indique l'impact limité du produit sur l'environnent tout au long du cycle de vie
- Emballage composé de verre recyclable
- Emballage ou produit composé en partie de maté-riaux recyclés
- Produit recyclable ou qui contient des matériaux recyclés

2. Indiquez pour chaque affirmation si elle est vraie ou fausse

a) Les DIB : déchets industriels banals sont très dangereux. ☐
b) Les DI : déchets inertes ont une composition identique à celle des déchets ménagers. ☐
c) Chaque entreprise est chargée d'assurer l'élimination des déchets qu'elle produit ☐
d) L'entreprise peut gérer ses déchets comme elle le souhaite. ☐
e) Les polluants provenant des déchets peuvent se retrouver dans les aliments que nous mangeons. ☐
f) Il faut tout d'abord trier les déchets avant de diminuer leur production. ☐
g) Les salariés doivent être formés à l'organisation de la gestion des déchets dans l'entreprise ☐

LES RISQUES PROFESSIONNELS

Risques d'incendie, d'explosion

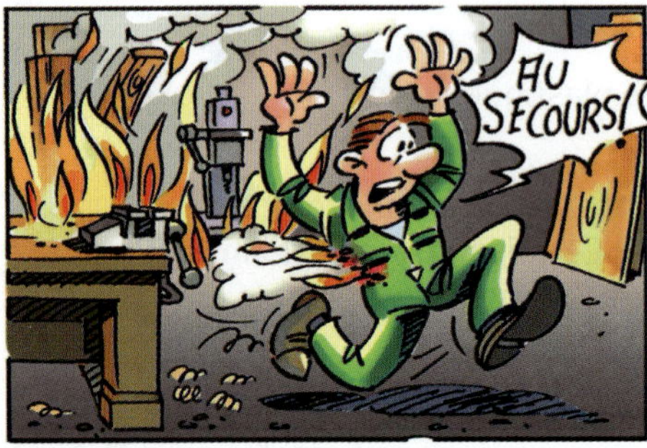
AU SECOURS!

Risques liés à l'électricité

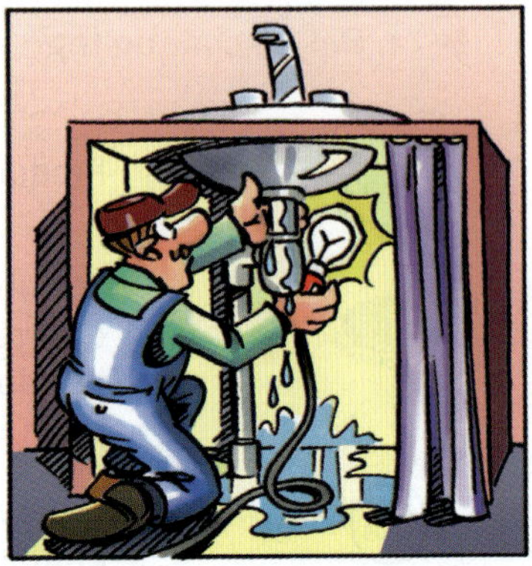

Risques liés aux équipements de travail

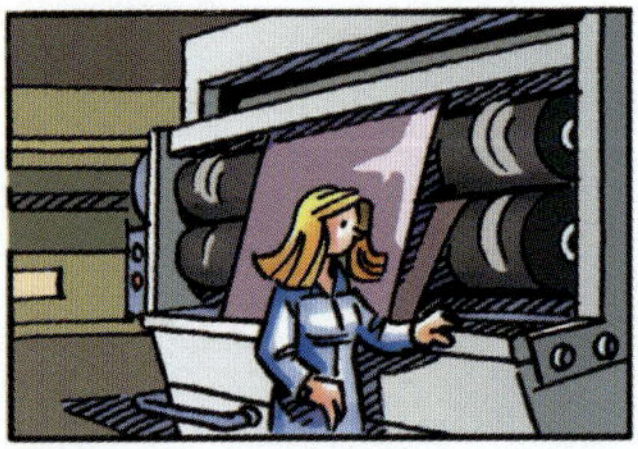

Risques liés aux agents biologiques

Risques de chute de plain-pied

LES PRINCI
PROFESSIONNELS
ÊTRE EXPOSÉ

Autres risques : stress, violences ....

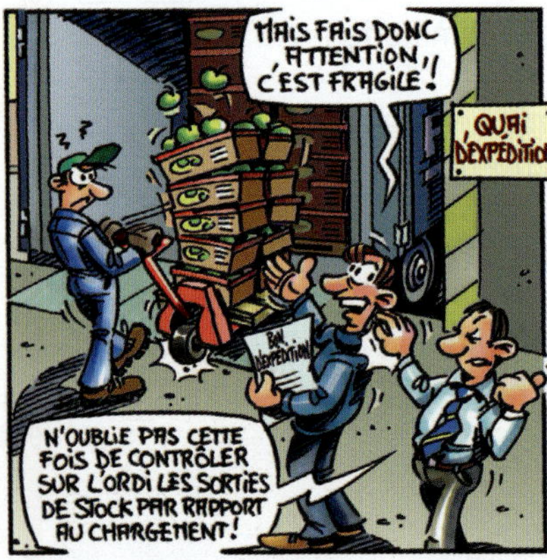
MAIS FAIS DONC ATTENTION, C'EST FRAGILE !
QUAI D'EXPÉDITION
N'OUBLIE PAS CETTE FOIS DE CONTRÔLER SUR L'ORDI LES SORTIES DE STOCK PAR RAPPORT AU CHARGEMENT !

Risques liés aux rayonnements

Risques liés aux ambiances thermiques

Risques étudiés dans ce mémo

…UX RISQUES …UXQUELS PEUVENT …LES SALARIÉS

Risques liés à l'activité physique

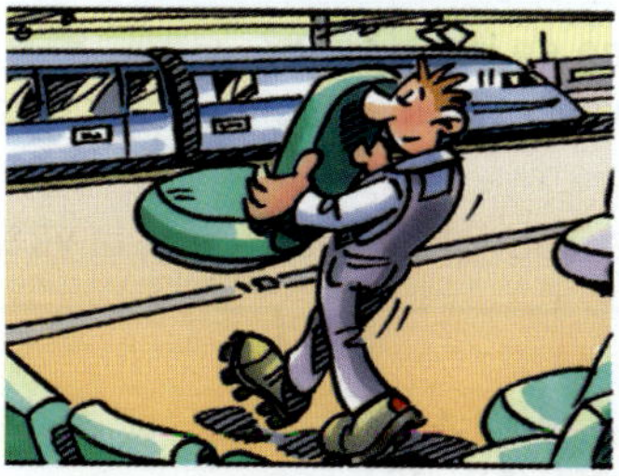

Risques liés aux produits aux émissions et aux déchets

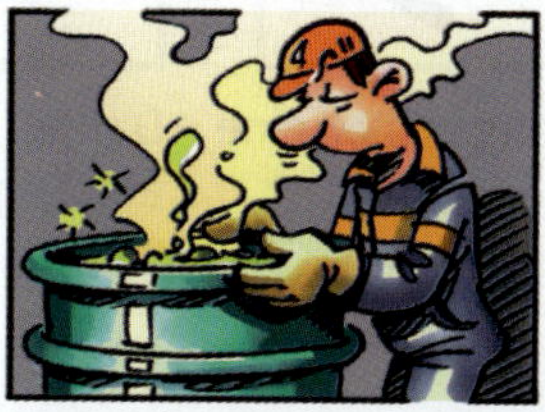

Risque routier

Risques liés à la manutention mécanique

Risques de chute de hauteur

Risques et nuisances liés au bruit

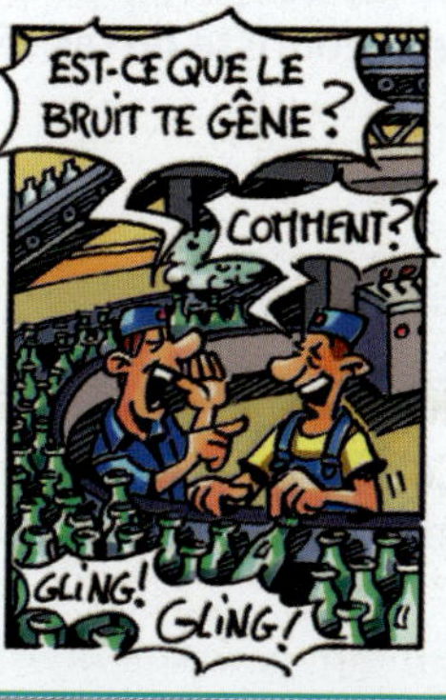
EST-CE QUE LE BRUIT TE GÊNE ?
COMMENT?
GLING!
GLING!

Risques liés à l'éclairage

Risques liés …ux effondrements …t chutes d'objets

Risques liés aux circulations internes

Protéger

1 La phase d'analyse de la situation suite à l'accident

- **Que s'est-il passé ? Quelle est l'origine de l'accident ?**

⇨ Interroger les témoins, la victime, observer les éléments significatifs (échelle à terre, appareil branché...)

- Persiste-t-il un danger qui menace le secouriste, les témoins, la victime ?

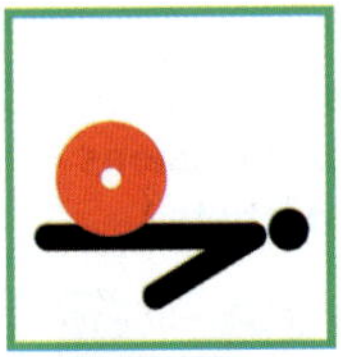

Danger d'origine **mécanique**.

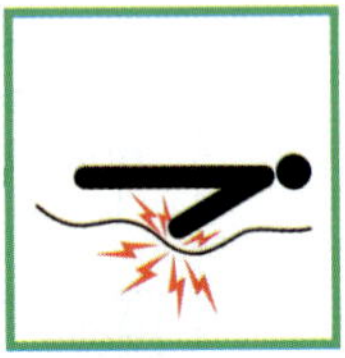

Danger d'origine **électrique**.

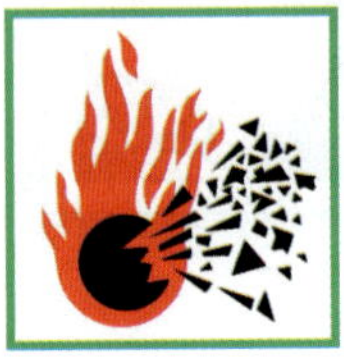

Danger d'origine thermique pouvant provoquer un **incendie** ou une **explosion**.

Danger dû à une **atmosphère toxique** ou **irrespirable**.

2 La phase d'action

❶ **Peut-on supprimer le danger ?**

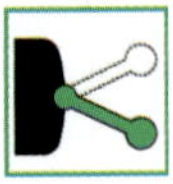

Oui ➡ demander au témoin ou le supprimer soi-même.

Non ↓

❷ **Peut-on isoler le danger ?**

Oui ➡ demander au témoin ou le faire soi-même.

Non ↓

❸ **Peut-on soustraire la victime au (x) danger(s) sans risque pour le secouriste ou les témoins ?**

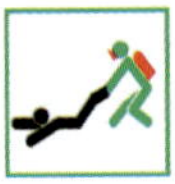

Oui ➡ le faire faire ou le faire soi-même.

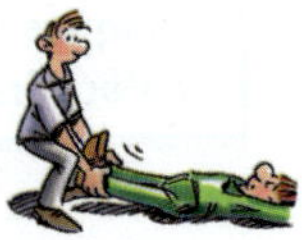

Le dégagement d'urgence par les chevilles

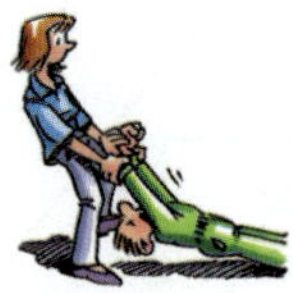

Le dégagement d'urgence par les poignets

Non ↓

Continuer à isoler la zone et faire alerter les secours spécialisés.

Examiner la victime

1 Les étapes de l'examen

❶ **La victime saigne-t-elle abondamment ?** Oui → SECOURIR

↓ Non

❷ **La victime s'étouffe-t-elle ?** Oui → SECOURIR

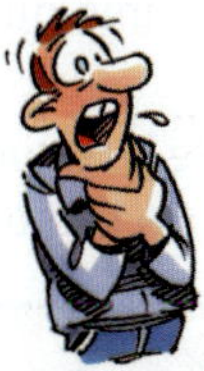

↓ Non

❸ **La victime répond-elle ou réagit-elle ?**

Oui →
- Elle se plaint de malaises. → SECOURIR
- Elle se plaint de brûlures. → SECOURIR
- Elle se plaint d'une douleur empêchant certains mouvements. → SECOURIR
- Elle se plaint d'une plaie qui ne saigne pas abondamment. → SECOURIR

↓ Non

❹ **La victime est-elle positionnée sur le ventre ?** → Oui ↓

Mettre la victime sur le dos.

↓ Non

Libérer les voies aériennes.

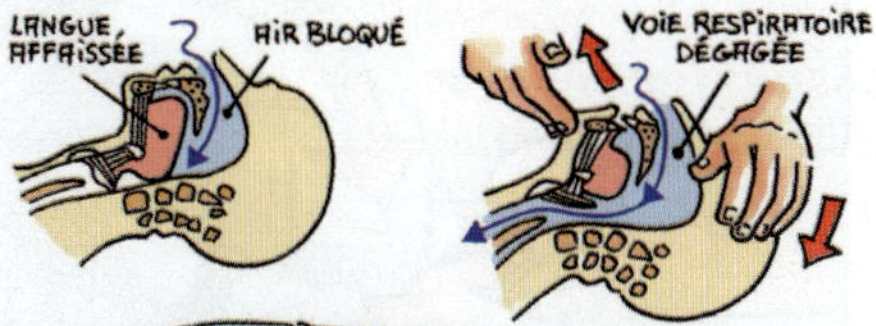

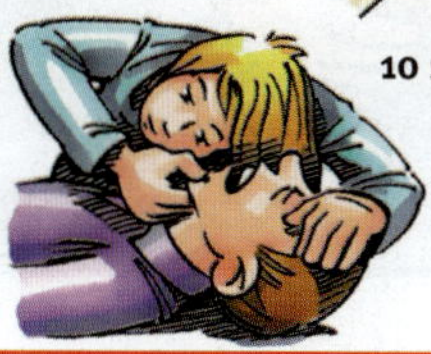

10 s

↓ Non

❺ **La victime respire-t-elle ?** Oui → SECOURIR

Non → SECOURIR

S E C O U R I R

▶▶▶

2 Cas particulier : examen d'une victime positionnée sur le ventre

Si la victime est sur le ventre, il faut la retourner sur le dos pour libérer les voies respiratoires et détecter la présence de signes respiratoires.

❶ Prévoir de basculer la victime du côté opposé à l'inclinaison de sa tête.

❷ Se placer à genoux près de la victime, positionner le bras de la victime (côté secouriste) au-dessus de la tête et l'autre bras le long du corps.

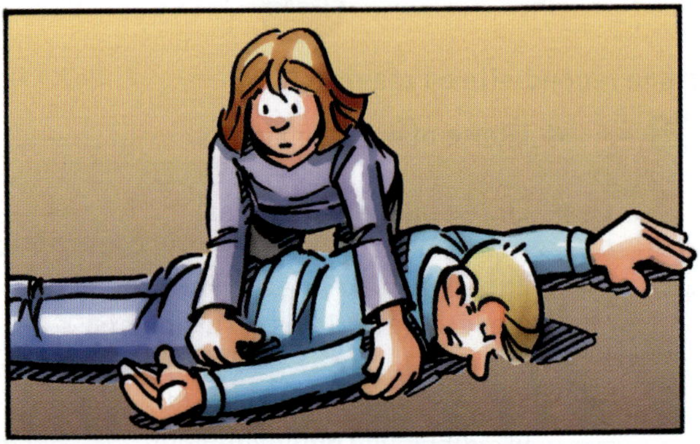

❸ S'écarter pour permettre le retournement, puis saisir l'épaule et la hanche (les plus éloignées) et retourner la victime.

❹ Dès que la victime se retrouve sur le côté, déplacer la main positionnée sur l'épaule pour la placer au niveau de la nuque. Achever le retournement en tirant sur la hanche et en accompagnant le mouvement avec l'avant-bras placé le long du dos.

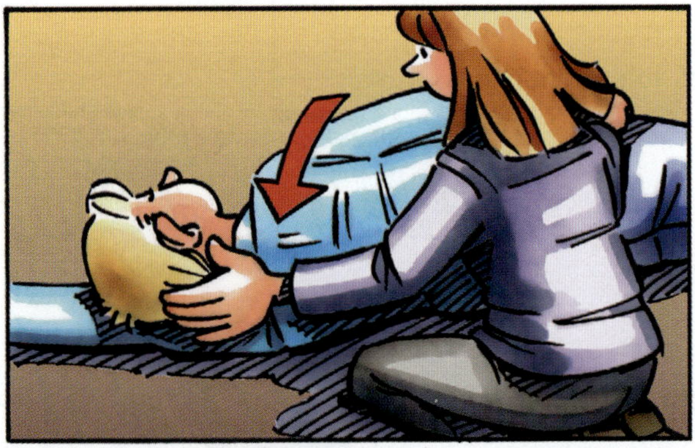

Faire alerter

1 Les informations transmises au témoin choisi pour alerter les secours spécialisés

➔ Indiquer le numéro d'appel des secours spécialisés.

➔ Donner son identité et le numéro d'appel.

➔ Donner le lieu précis de l'accident : adresse, étage, bâtiment, atelier... et l'origine de l'accident.

➔ Consigne 1 : répondre aux questions posées.

➔ Consigne 2 : ne pas raccrocher le premier si les secours ont besoin d'autres renseignements.

➔ Consigne 3 : revenir pour s'assurer que l'alerte est bien transmise.

➔ Décrire l'état de la victime (ou des victimes).

➔ Donner le nombre de victimes, sexe, âge approximatif.

2 Les différents secours spécialisés

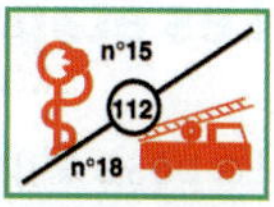

➔ **Numéros internes :** personnes prévues dans l'organisation des secours de l'entreprise.

15

➔ **SAMU (Service d'aide médicale urgente) :** pour les urgences ou un avis d'ordre médical.

18

➔ **Sapeurs-pompiers :** pour une urgence liée à un incendie, une fuite de gaz, un risque d'effondrement, un accident de la route, une détresse vitale...

112

➔ **Numéro d'appel européen :** pour être dirigé vers le bon numéro d'urgence où que l'on soit en Europe.

Secourir une victime qui saigne abondamment

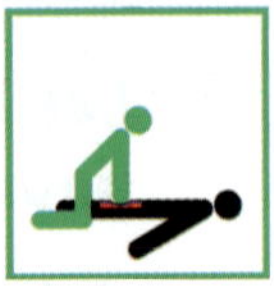

1 Les étapes de la compression manuelle

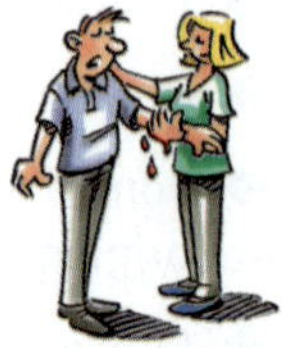

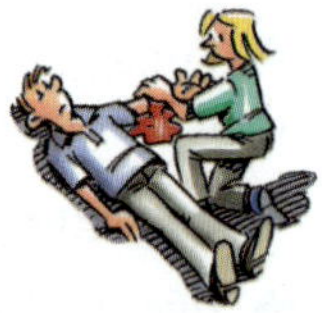

❶ Repérer l'origine du saignement, vérifier qu'il n'y a pas de corps étranger dans la plaie.
❷ Comprimer directement si possible l'endroit qui saigne avec la paume de la main ou un doigt en se protégeant si possible (gants, épaisseur de tissu...).
❸ Allonger, faire alerter, surveiller, couvrir, et rassurer.

2 Les étapes de la pose d'un pansement compressif

La pose d'un pansement compressif sur la plaie qui saigne est préconisée dans les cas suivants :
– le secouriste doit se libérer parce qu'il n'a pas de témoin pour alerter ;
– le sauveteur doit secourir une autre victime ou effectuer un autre geste vital sur la même victime.

Technique :

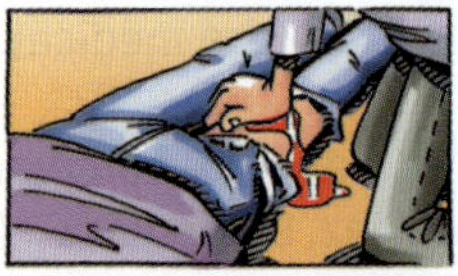

➔ Remplacer la compression manuelle par un pansement compressif : tissu propre plié et fixé par une bande élastique

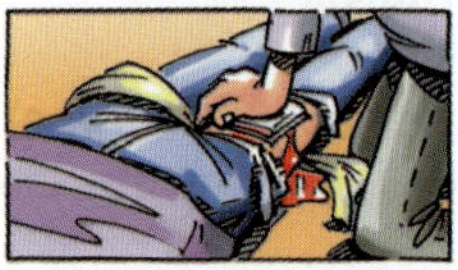

➔ En l'absence de pansement compressif, utiliser un lien large et le nouer.

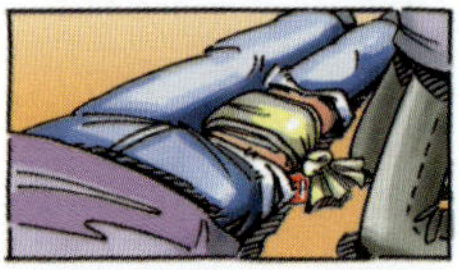

➔ Si le saignement persiste, comprimer manuellement sur le pansement compressif.

3 Les cas particuliers de saignements abondants

➔ **La victime présente une plaie avec un corps étranger ou une fracture ouverte** (fragment d'os visible au niveau de la plaie)

⇨ Appliquer les consignes définies au préalable par le médecin du travail ou le SAMU

ou

⇨ appeler le SAMU (15) et suivre les consignes données jusqu'à l'arrivée des secours.

➔ **La victime saigne abondamment du nez et spontanément**

⇨ Faire asseoir la victime, tête penchée en avant.

⇨ Lui dire de se moucher vigoureusement.

⇨ Lui demander de comprimer ses narines avec deux doigts pendant 10 minutes.

Si le saignement persiste ou se reproduit, demander un avis médical.

➔ **La victime saigne abondamment du nez suite à un coup ou une chute**

⇨ Demander un avis médical.

➔ **La victime vomit ou crache du sang**

⇨ Alerter les secours.

⇨ Installer la victime dans la position qui lui convient.

⇨ Conserver si possible les produits de vomissement ou de crachats.

⇨ Surveiller l'état de la victime.

Secourir une victime qui s'étouffe

1 L'obstruction totale des voies respiratoires chez un adulte

❶ Donner une à cinq tapes dans le dos.

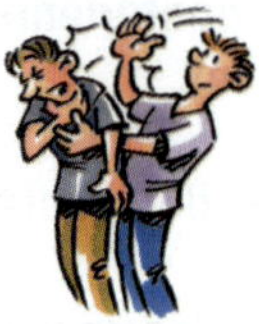

→ Si le corps étranger n'est pas expulsé

❷ Réaliser une à cinq compressions abdominales :

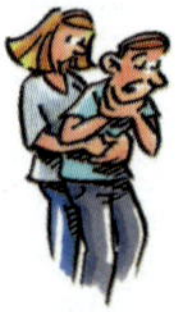

→ Si le corps étranger n'est toujours pas expulsé :

❸ Recommencer jusqu'à évolution : Donner une à cinq tapes dans le dos...

→ Si le corps étranger est expulsé :

❸ Installer la victime dans la position où elle se sent le mieux.

❹ Desserrer si besoin les vêtements, couvrir, surveiller, rassurer et demander un avis médical.

→ Si la victime perd connaissance :

L'allonger, alerter et pratiquer la réanimation cardio-pulmonaire.

2 L'obstruction totale des voies respiratoires chez un enfant

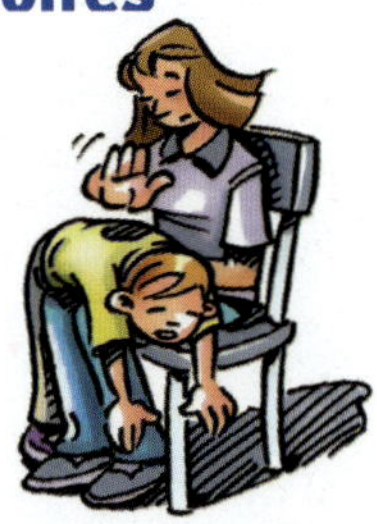

La technique pour un enfant est la même que pour un adulte, mais les tapes dans le dos sont plus efficaces en basculant l'enfant vers l'avant sur les membres inférieurs du secouriste, la tête inclinée vers le bas.

3 L'obstruction totale des voies respiratoires chez le nourrisson

❶ S'asseoir et positionner le nourrisson, couché sur l'avant-bras (du secouriste), la tête positionnée vers le bas.
❷ Donner une à cinq tapes dans le dos du nourrisson avec le talon de la main ouverte.

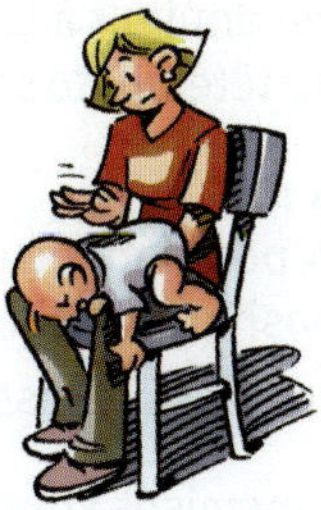

→ Si le corps étranger n'est toujours pas expulsé
❸ Retourner le nourrisson sur le dos, contre l'avant-bras (du secouriste), la tête vers le bas.
❹ Pratiquer une à cinq compressions thoraciques avec deux doigts, au milieu de la poitrine sur la partie inférieure du sternum.
❺ Renouveler les deux opérations jusqu'à évolution de l'état du nourrisson.

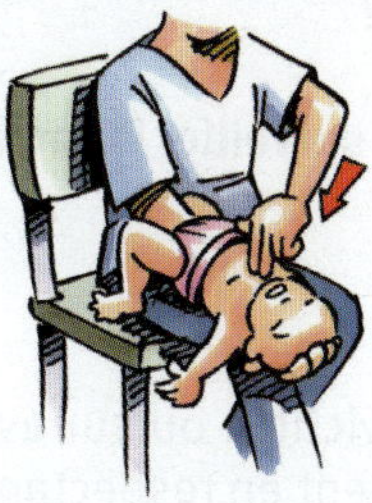

4 L'obstruction partielle des voies respiratoires

❶ **Repérer les signes :** la victime a du mal à respirer, tousse et présente parfois une respiration sifflante.
❷ **Installer la victime dans la position où elle se sent le mieux** (souvent assise).
❸ **L'encourager à tousser.**
❹ Faire alerter ou alerter et surveiller son état.

Secourir une victime qui se plaint de malaises

❶ **Observer les signes de malaises présents sur la victime**
➔ elle se tient la poitrine, a une douleur à la poitrine, a du mal à respirer, est couverte de sueurs, a la tête qui tourne, a froid...

❷ **Mettre la victime au repos :**
➔ L'allonger ou l'installer en position assise en cas de difficultés à respirer ou la laisser dans la position où elle se trouve.

➔ La rassurer, la calmer ou l'isoler si nécessaire (ex : agitation).

❸ **Écouter** les informations transmises spontanément par la victime et son entourage.

❹ **Questionner la victime et son entourage :**
- Quel âge avez-vous ?
- Est-ce la première fois ?
- Quel est le type de douleur ?
- Où avez-vous mal ? Depuis combien de temps ?
- Avez-vous été récemment malade et/ou hospitalisé
- Suivez-vous un traitement ?

❺ **Demander un avis médical, surveiller l'état de la victime et lui parler.**

Cas particuliers

➔ En cas de demande de la victime ou sur avis du médecin, aider la victime à prendre un médicament en respectant les doses.

➔ En cas de demande de la victime, lui donner un sucre (en morceaux).

Secourir une victime qui se plaint de brûlures

Type de brûlure / Action	Brûlure thermique	Brûlure chimique	Brûlure électrique
Effets sur l'organisme	Atteinte de la peau, des nerfs, tissus.	Pénétration du produit dans la peau et atteinte des tissus.	Lésions de la peau, localisées, lésions internes, non visibles sur le trajet du courant.
Gestes adaptés	Arroser la partie brûlée.	Arroser les parties mouillées, déshabiller la victime en se protégeant.	Arroser la partie brûlée visible et suivre les consignes données par le médecin, surveiller.
Objectif de l'action	Calmer la douleur, refroidir pour empêcher la chaleur de pénétrer plus profondément dans les tissus.	Diluer le produit pour éviter qu'il ne pénètre plus profondément dans les tissus.	Ralentir les fonctions car-diaques et respiratoires.

❶ Placer la victime en position demi-assise.
❷ Demander un avis médical ou suivre les indications prévues par le médecin du travail. Conserver l'emballage du produit.
❸ Surveiller la victime.
❹ Lui parler régulièrement.
❺ En cas d'aggravation, pratiquer les gestes adaptés.

Secourir une victime qui se plaint d'une douleur empêchant certains mouvements

1 La victime se plaint de douleur au dos, à la nuque ou à la tête

❶ La victime se plaint d'une douleur vive, d'une difficulté ou impossibilité de bouger, présente un gonflement ou une déformation.
Il y a un risque d'endommager la moelle épinière en cas de fracture de la colonne vertébrale.
❷ Éviter tout mouvement en demandant à la victime de ne pas bouger, en particulier au niveau de la tête.
❸ Faire alerter les secours.
❹ Surveiller la victime, lui parler.
❺ Si la victime ne répond plus, pratiquer les gestes adaptés et rappeler les secours.

Cas particulier : si la victime a reçu un coup sur la tête et, quelques instants après, est agitée, ou au contraire abattue, si elle vomit, si elle ne se souvient plus de ce qui s'est passé, si elle a mal à la tête, ou si elle se sent engourdie, lui demander de s'allonger, demander un avis médical, surveiller, la protéger du froid ou de la chaleur.

2 La victime se plaint de douleurs à un membre (bras, jambe)

❶ Demander à la victime de ne pas bouger
❷ Faire alerter ou alerter
❸ Suivre les conseils des secours
❹ Surveiller et protéger (couverture)

Secourir une victime qui se plaint d'une plaie qui ne saigne pas abondamment

1 L'identification de la gravité de la plaie

La gravité de la plaie dépend :
– de **l'origine** de la plaie (morsure, outil, objet coupant, projectile...) ;
– de son **apparence** : plaie étendue, ou déchiquetée, plusieurs plaies, membre sectionné (coupé) ;
– de sa **localisation** : plaie plus grave si elle se situe au niveau du cou, de l'œil, du visage, du thorax ou de l'abdomen.

2 La victime a une plaie grave

- **Plaie à l'abdomen :**

⇨ Position sur le dos, cuisses et genoux fléchis.

- **Plaie au thorax :**

⇨ Position demi-assise.

- **Plaie à l'œil :**

⇨ Position sur le dos, recommander de fermer les yeux et de ne pas bouger la tête.

- **Membre sectionné :**

⇨ Allonger la victime, récupérer le membre et le maintenir au froid.

Dans tous les cas :
⇨ Faire alerter, surveiller, lui parler régulièrement, la rassurer, la protéger du froid, de la chaleur...

Cas particulier : en cas de présence de corps étranger dans la plaie, ne pas le retirer.

3 La victime a une plaie simple

❶ Se laver les mains.
❷ Nettoyer la plaie à l'eau et au savon, rincer, sécher et utiliser un antiseptique conseillé par le médecin du travail.
❸ Protéger la plaie avec un pansement, une compresse...
❹ Demander à la victime de surveiller l'état de la plaie, si elle gonfle, devient rouge, chaude et douloureuse, elle doit consulter un médecin.
❺ Se laver de nouveau les mains.

Secourir une victime qui ne répond pas, mais qui respire

⇨ Faire alerter les secours.
⇨ Placer la victime sur le côté (PLS).

❶ Se placer à genoux, au niveau du thorax, du côté où l'on va retourner la victime.
Rapprocher les membres inférieurs, si nécessaire.
Écarter à angle droit le membre supérieur le plus proche du sauveteur.
Plier le membre au niveau du coude, paume de la main tournée vers le haut.

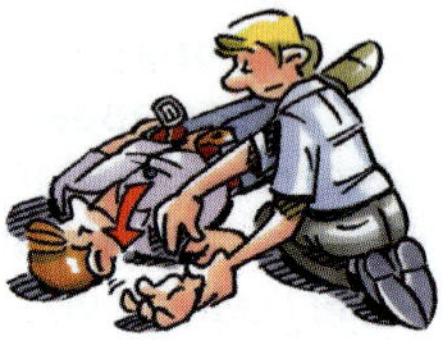

❷ Placer la paume de la main du sauveteur contre la paume de la main opposée de la victime.
Placer le dos de la main de la victime contre son oreille, du côté du secouriste.

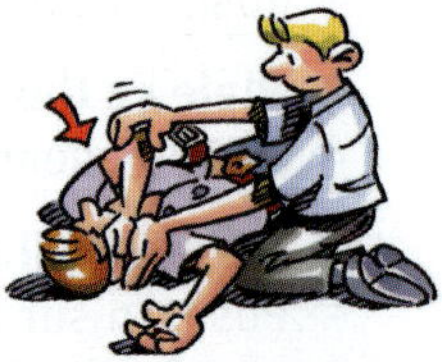

❸ Avec l'autre main, relever le genou opposé en gardant le pied au sol.
Se reculer.
Appuyer au niveau de la face externe du genou relevé.

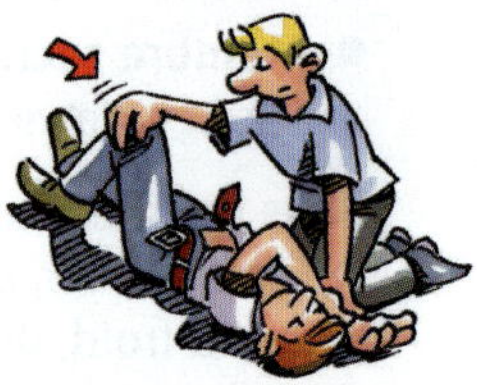

❹ Pivoter la victime sur le côté en amenant le genou jusqu'au sol.
Dégager délicatement la main du sauveteur située sous la joue

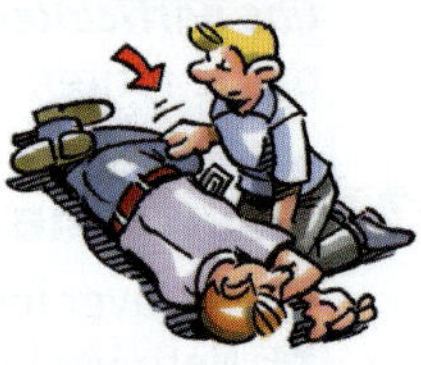

❺ Poser la jambe supérieure à angle droit avec la hanche.
Ouvrir la bouche de la victime avec le pouce et l'index.

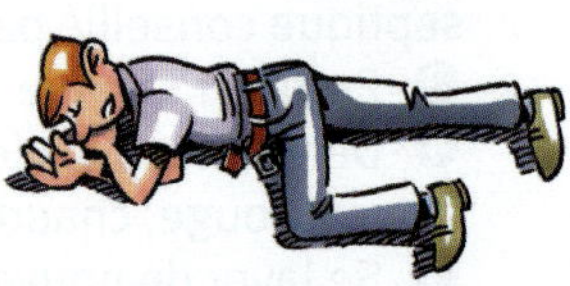

Après la PLS

❶ **Protéger** la victime contre le froid et les intempéries

❷ **Surveiller :** contrôler constamment la respiration et contrôler régulièrement la conscience

❸ Si la victime répond aux questions, continuer à lui parler, la rassurer.

❹ En **cas d'aggravation**, pratiquer les gestes adaptés.

Cas particuliers

- **Femme enceinte inconsciente**

⇨ Basculer la victime de préférence du côté gauche.

- **Victime qui convulse**

⇨ Ne pas toucher la victime pendant la durée de la crise en éloignant tout objet qui risque de la blesser.

⇨ Après la crise, examiner la victime, si elle est inconsciente, la placer en PLS.

- **Victime inconsciente qui présente une atteinte du thorax ou d'un membre**

⇨ Basculer la victime du côté atteint.

- **Nourrisson**

⇨ Placer le nourrisson sur le côté dans les bras du secouriste.

Secourir une victime inconsciente et qui ne respire pas

1 La réanimation cardio-pulmonaire d'un adulte ou d'un enfant de plus de 8 ans

❶ Examiner : aucun souffle n'est perçu, pas de soulèvement de la poitrine ou du ventre pendant au moins 10 secondes.
➔ **la victime ne respire pas**

❷ **Faire alerter** les secours et demander au témoin d'apporter un DAE (défibrillateur automatique externe).

❸ Pratiquer la réanimation cardio-pulmonaire jusqu'à l'arrivée du DAE.
⇨ Massage cardiaque : placer le talon d'une main au centre de la poitrine dans la partie inférieure du sternum, placer l'autre main au dessus, relever les doigts. Exercer une poussée verticale, bras tendus, sur 5-6 cm d'épaisseur du thorax.
⇨ Alterner 30 compressions thoraciques et 2 insufflations à un rythme de 100 à 120 compressions par minute.

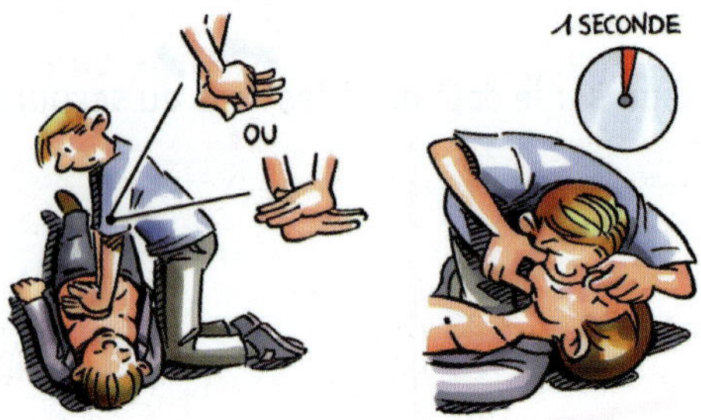

❹ **Installer le DAE**
⇨ Mettre en route le DAE.
⇨ Placer les électrodes selon le schéma.
⇨ S'écarter.
⇨ Continuer à suivre les consignes jusqu'à l'arrivée des secours ou évolution de l'état de la victime.

❺ Contrôler régulièrement la respiration et, en cas de reprise de la respiration, placer la victime en PLS et surveiller la respiration.

2 La réanimation cardio-pulmonaire d'un enfant de 1 an à 8 ans

❶ Commencer la réanimation par 5 insufflations, avec la même technique que pour un adulte.

❷ Pratiquer le massage cardiaque avec la pression d'un bras, le talon d'une main placée au-dessus du bas du sternum.
La poussée verticale s'exerce sur le tiers de l'épaisseur du thorax de l'enfant.

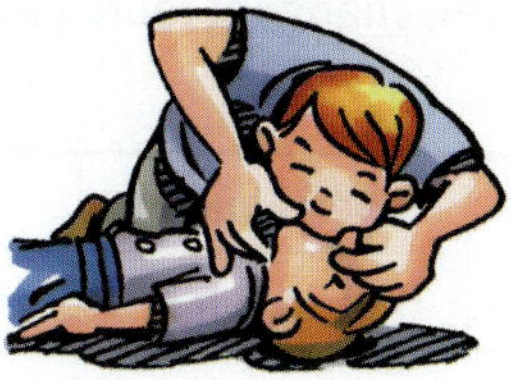

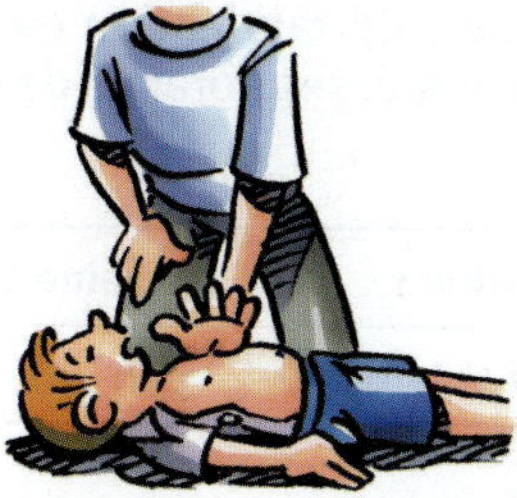

❸ Alterner 30 compressions thoraciques et 2 insufflations à un rythme de 100 à 120 compressions par minute.

❹ Dès que possible, assurer une défibrillation externe adaptée à l'enfant avec des électrodes spécifiques, en suivant les indications du DAE ou à défaut placer une électrode adulte au milieu du thorax et une électrode au milieu du dos.

3 La réanimation cardio-pulmonaire chez le nourrisson

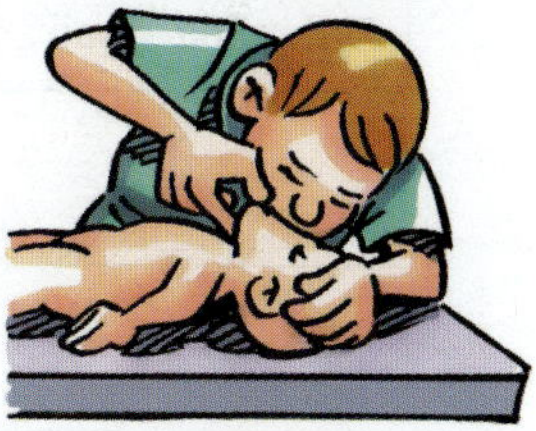

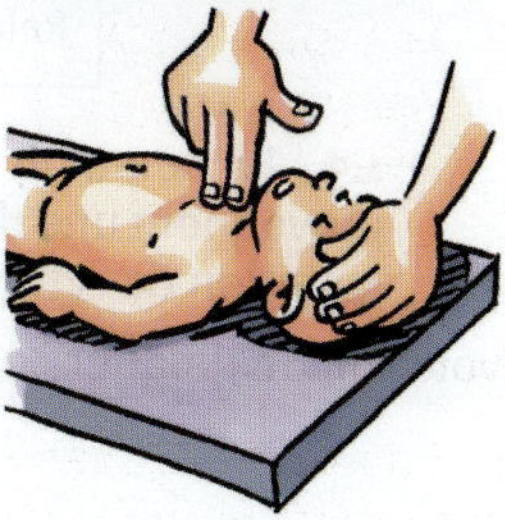

❶ Allonger le nourrisson sur une table et commencer la réanimation par 5 insufflations de bouche-à-bouche et nez.
❷ En l'absence de réaction, pratiquer le massage cardiaque avec la pulpe de deux doigts placés à une distance d'un doigt au-dessus du bas du sternum. La compression s'exerce sur le tiers de l'épaisseur du thorax du nourrisson.
❸ Alterner 30 compressions thoraciques et 2 insufflations, à un rythme de 100 à 120 compressions par minute.
Dés que possible, assurer une défibrillation externe comme pour l'enfant.

Préparation à l'épreuve

Sujet épreuve ponctuelle

Situation

Josain, 22 ans, est titulaire d'un permis B et d'un CAP constructeur de route, mais a peu d'expérience. Il travaille depuis 6 mois dans une usine de fabrication de poutrelles en béton armé. Il est en travail posté, ses horaires de travail changent toutes les semaines.

Semaine 1	Semaine 2	Semaine 3	Semaine 4
5 h-13 h	13 h-21 h	21 h-5 h	récupération

Josian a depuis quelques semaines des insomnies. Il est constamment fatigué, souvent à cran et se dispute régulièrement avec son amie Laurie avec qui il vit depuis 2 ans, au sujet de la décision d'avoir un enfant maintenant. Il a peur de ne pas être suffisamment disponible.

1.1. Identifier le problème posé.

1.2. Mettre en relation les éléments soulignés dans la situation 1 en complétant le diagramme de cause à effet.

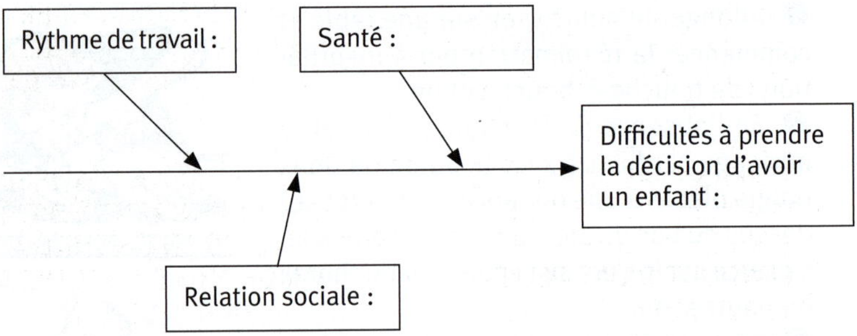

1.3. En semaine 3 (travail de nuit), les horaires de travail de Josian provoquent une désynchronisation de ses rythmes biologiques. Définir la notion de rythmes biologiques.

1.4. Expliquer cette désynchronisation à l'aide du Document 1.

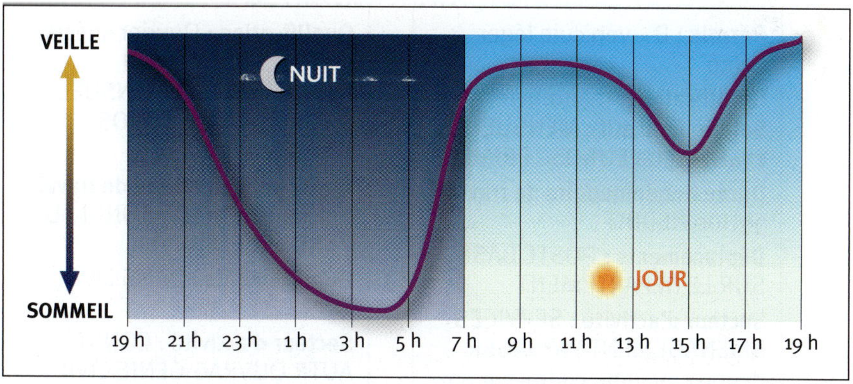

Doc. 1 Le rythme circadien

1.5. Énoncer les deux rôles principaux du sommeil.

1.6. Indiquer parmi les propositions celles qui permettent de retrouver un sommeil réparateur : Manger léger le soir ; boire du café ; faire une activité physique dans la journée, chauffer excessivement la chambre ; se relaxer avant de se coucher ; se coucher à heures régulières ; mettre de la musique forte avant de s'endormir ; dormir dans l'obscurité et le calme.

1.7. Repérer les critères exigés pour pouvoir postuler à ces emplois en les soulignant dans les annonces.

Annonce 1

Manœuvre travaux publics

SECTEUR BTP/VOIRIE : POUR DES PARTICULIERS, VOUS RÉALISEREZ DIFFÉRENTES TÂCHES : MACONNERIE, POSE DE BORDURES, FOND DE FORME EN GRAVE CIMENT, TERRASSEMENT, PAVAGE, PLAQUES VIBRANTES ET ROULEAUX, CANIVAUX, CONDUITE D'UNE PELLE-TEUSE. FORMATION AUX SPÉCIFICITÉS DU POSTE POSSIBLE.

Type de contrat : CONTRAT À DURÉE INDÉTERMINÉE

Expérience : SOUHAITÉE DE 6 MOIS DANS LA MAÇONNERIE

Annonce 2

Manœuvre travaux publics

VOUS EXERCEREZ VOS FONCTIONS D'OUVRIER AU SEIN D'UNE ENTREPRISE DE TRAVAUX PUBLICS DANS UNE ÉQUIPE DE 6 PER-SONNES.
VOUS AUREZ À RÉALISER DES BORDURES EN BÉTON COULÉES EN CONTINU À L'AIDE D'UNE MACHINE A COFFRAGE LISSANT.

Type de contrat : CONTRAT À DURÉE INDÉTERMINÉE

Expérience : EXIGÉE DE 2 À 3 ANS

Permis : B – véhicule léger Exigé
C- Poids lourd Souhaité

Permis : B – véhicule léger
Exigé
Qualification : manœuvre
Salaire indicatif : MENSUEL DE 1348 À 1500 EUROS - PRIMES
Durée hebdomadaire de travail : 35H00 HEBDO
Déplacements : POSTE BASÉ SUR LE DÉPARTEMENT
Secteur d'activité : SERVICES AMÉNAGEMENT PAYSAGER
Contact : Veuillez adresser par mail votre CV et une lettre de motivation, en précisant le numéro de l'offre à : POLE EMPLOI ÉVRY – 6 RUE DU BOIS SAUVAGE – 91003 ÉVRY BP 85

Qualification : Ouvrier spécialisé
Salaire indicatif : MENSUEL DE 1 500 À 1 600 EUROS - PRIMES
Durée hebdomadaire de travail : 35H00 HEBDO DU LUNDI AU VENDREDI : 8h-17h
Déplacements : DANS LA FRANCE ENTIÈRE
Secteur d'activité : CONST. AUTR.OUVRAG.GÉNIE CIVIL
Contact : Veuillez adresser par mail votre CV et une lettre de motivation, en précisant le numéro de l'offre à : PROFIL 06 – M.HENRI JOEL Jérome@profil06.fr

1.8. Désigner l'annonce qui convient à la situation de Josian et justifier votre réponse.

1.9. Nommer les deux documents que Josian doit fournir pour faire acte de candidature en inscrivant leur nom face à leur définition ci-dessous :
a) Également appelée lettre d'accompagnement, met en avant les compétences et qualités du candidat nécessaires à la réussite de son projet professionnel. Elle est concise, personnalisée, rapide à lire, dans l'intention « d'accrocher » le recruteur et favoriser l'obtention d'un entretien d'embauche.
b) « Chemin de vie » ou encore « course à la vie » en latin. C'est un document détaillant le parcours d'une personne. Il s'agit en général du parcours scolaire et professionnel qui fait état de la compétence d'un candidat pour un poste donné.

Situation
Au bout de quelques mois, Laurie est enceinte. Le studio loué va devenir trop petit, aussi Josian et Laurie se mettent à la recherche d'un appartement avec 2 chambres (F3). Leur budget est limité et les loyers sont chers. Ils font ensemble la liste de leurs recettes et de leurs dépenses mensuelles pour calculer le montant maximum pouvant être alloué à leur loyer.
Salaires : 2 300 euros / allocation logement : 120 euros / impôts : 200 euros / électricité : 50 euros / alimentation : 350 euros / téléphone : 80 euros / eau : 20 euros / cadeaux : 50 euros / remplacement mobilier : 50 euros / assurance : 80 euros / vêtements : 50 euros / sorties-loisirs : 100 euros / vacances : 30 euros / Loyer : 220 eurosessence : 150 euros / mutuelle : 100 euros / crédit voiture : 200 euros.

1.10. Classer les différents éléments du budget dans un tableau à l'aide de la liste.

Recettes	Dépenses courantes	Charges fixes	Dépenses occasionnelles : équipement, renouvellement...

Leur bilan leur permet de déterminer le montant des recettes qui s'élève à 2 420 euros et celui des dépenses qui s'élève à 1 730 euros.

1.11. Indiquer la somme maximale pouvant être allouée à leur loyer.

1.12. Laurie a été séduite par un appartement en rez-de-chaussée avec un petit jardin idéal pour les premiers pas du bébé à venir. Le loyer est de 920 euros. Identifier l'état de leur budget s'ils intégraient ce montant dans leurs dépenses en cochant la bonne réponse :

❑ budget déficitaire ❑ budget équilibré ❑ budget excédentaire

1.13. Proposer une solution qui permettrait à Laurie de prendre cet appartement.

2.1. Situation

Josian a finalement signé son contrat de travail dans une entreprise de BTP avec des horaires réguliers. Il veut se renseigner sur ses droits et ses devoirs en tant que salarié.

2.1.1. Lister trois documents qui réglementent le travail.

2.1.2. À l'aide du document 2, nommer quatre instances ou personnes représentatives auxquelles Josian peut faire appel au sein de l'entreprise pour connaître ses droits et ses devoirs.

Doc. 2

ART.L.135-7 – L'employeur lié par une convention ou un accord collectif de travail doit procurer un exemplaire au comité d'entreprise et, le cas échéant, aux comités d'établissement ainsi qu'aux délégués du personnel et aux délégués syndicaux. En outre, ledit employer tient un exemplaire à la disposition du personnel, dans chaque établissement. Un avis est affiché à ce sujet.

2.1.3. À partir de l'article L.122-34 du code du travail ci-dessous, identifier les dispositions qui doivent figurer dans le règlement intérieur de l'entreprise en cochant les bonnes réponses.

❑ Les consignes d'incendie ❑ Les conduites à tenir en cas d'accident

❑ Le versement d'une prime d'ancienneté
❑ La liste des sanctions disciplinaires
❑ Le salaire horaire en fonction de l'emploi

Code du travail

ART.L.122-33 – L'établissement d'un règlement intérieur est obligatoire dans les entreprise ou établissements (...) où sont employés habituellement au moins 20 salariés.

ART.L.122-34 – Le règlement intérieur est un document écrit par lequel l'employeur fixe exclusivement :

- les mesures d'application de la réglementation en matière d'hygiène et de sécurité dans l'entreprise ou l'établissement ;
- les règles générales et permanentes relatives à la discipline et notamment la nature et l'échelle des sanctions que peut rendre l'employeur.

Il annonce également les dispositions relatives aux droits de la défense des salariés, tels qu'ils résultent de l'article L.122-41 ou, le cas échéant, de la convention collective applicable.

2.1.4. Identifier la ou les personnes qui intervient à chacune des étapes suivantes : a) il élabore le règlement intérieur – b) ils examinent et discutent le règlement intérieur – c) il contrôle le règlement intérieur.

Situation

Josian se plaît dans sa nouvelle entreprise. L'ambiance est bonne mais le travail très dur. Ce matin-là, Josian doit déposer son bébé à la garderie. Josian a peur d'arriver en retard sur le chantier. Il se presse et oublie de mettre ses chaussures de sécurité. Toute la matinée, il déplace des bordures de trottoir en béton. Vers 11 heures, une bordure lui échappe des mains et vient s'écraser sur son pied. À la radiographie, le médecin diagnostique une fracture.

2.1.5. Replacer dans un schéma d'apparition du dommage les éléments soulignés de la situation ci-dessus.

2.1.6. Proposer une mesure collective de prévention afin de limiter le risque lié au transport des bordures en choisissant la réponse exacte dans la liste : Gants de manutention – Chariot automoteur – Chaussures de sécurité – Lunettes de sécurité.

Situation

Lors de son accident un de ses collègues, Karin, titulaire du diplôme de sauveteur secouriste du travail (SST) arrive sur les lieux.

2.2.1. Nommer à l'aide de quatre verbes à l'infinitif, les actions menées par Karim.

2.2.2. Indiquer au moins trois éléments du message d'alerte que doit transmettre Karim.

2.2.3. Décrire la conduite que doit tenir Karim dans cette situation d'accident.

Sujet CCF (extrait)

Situation
Madame Lucas travaille comme caissière dans un supermarché depuis 12 ans. Elle scanne des centaines d'articles par jour, elle répète toujours les mêmes gestes. Elle souffre depuis quelques mois d'engourdissements et de fourmillements au niveau des doigts qui la réveillent même la nuit. Elle en parle à son médecin qui diagnostique un TMS et plus exactement un syndrome du canal carpien. Elle devra se faire opérer. Son médecin lui conseille de réaliser une déclaration de maladie professionnelle.

PREMIÈRE PARTIE : LES TMS

1. Après lecture de la situation ci-dessus et à partir de vos connaissances répondre aux questions suivantes :

1.1. Identifier le problème posé par la situation.

1.2. Donner la signification du sigle TMS.

1.3. Citer les parties du corps qui peuvent être atteintes par les TMS (aidez-vous du document ci-dessous).
Origines : gestes répétitifs, postures contraignantes, port de charges...
Localisation : les muscles, les tendons et les nerfs au niveau des articulations des membres supérieurs (épaules, poignets, mains) et inférieurs (genoux, chevilles) et du dos.
Signe particulier : la douleur.
Secteurs professionnels touchés : tous.
Exemples : la tendinite du coude, la lombalgie au niveau de la colonne vértebrale...

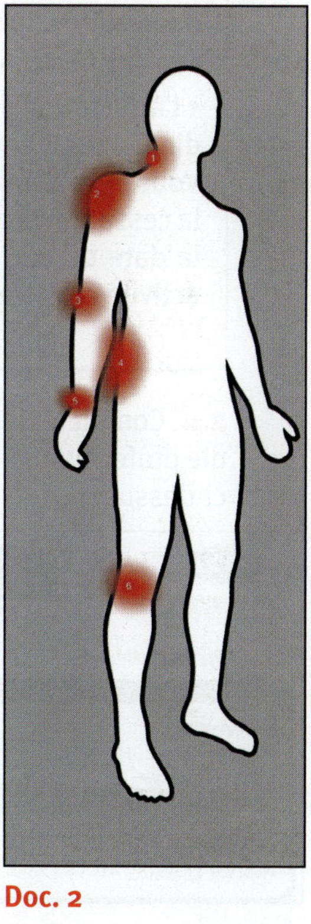

© www.infos-tms.fr

Doc. 2

1.4. Citer 2 tâches effectuées par Madame Lucas pouvant être à l'origine de TMS (les tâches correspondent aux activités réalisées par Mme Lucas en temps qu'employée de vente multi-spécialité).

DEUXIÈME PARTIE : LA MALADIE PROFESSIONNELLE

Situation :

Madame Lucas Sylvie va donc réaliser une déclaration de maladie professionnelle pour la première fois. Elle a été embauchée en juin 1999 dans le supermarché, en tant qu'employée de vente multi-spécialité. Elle habite 3 rue Carnot à Lille. Elle est née le 19 septembre 1980 à Lomme. Son numéro d'immatriculation est le 2-80-09-59-168-233, elle est de nationalité Française.

2. Après lecture des renseignements ci-dessous, répondre aux questions.

Vos démarches pour déclarer une maladie professionnelle (MP).
Vous devez envoyer à la CPAM :

- le formulaire de déclaration de maladie professionnelle, disponible dans votre caisse ou sur www.ameli.fr ;
- le certificat médical initial, en 2 exemplaires ;
- l'attestation de salaire remplie par votre employeur (elle peut être directement envoyée par l'employeur) ;

Vous devez envoyer ces documents dans un délai de 15 jours après la cessation du travail, et au plus tard dans les deux ans qui suivent la date du certificat médical initial qui établit le lien entre votre activité et votre maladie.

Source : ameli.fr

2.1. Compléter la première partie du formulaire de déclaration de maladie professionnelle se trouvant ci-dessous à l'aide des renseignements ci-dessus.

cerfa
N° 60-3950

DECLARATION DE MALADIE PROFESSIONNELLE
DEMANDE MOTIVEE DE RECONNAISSANCE DE MALADIE PROFESSIONNELLE

SECURIT

Article L 461-1, L 461-5, R 441-11, R 461-3 et 5, D 461-29 du Code de la sécurité sociale
LA VICTIME ENVOIE A SA CAISSE, LES 4 PREMIERS VOLETS, AU PLUS TARD DANS LES 15 JOURS SUIVANT L'ARRET DE TRAVAIL, ET CONSERVE LE 5e VOLET

Première demande ☐ OUI ☐ NON SI NON, DATE DE LA 1re DEMANDE

VICTIME

N° d'immatriculation
NOM, Prénom
(suivi, s'il y a lieu, du nom d'usage)
ADRESSE
Nationalité ☐ Française ☐ C.E.E. ☐ Autre
Date d'embauche
Qualification professionnelle
Profession

2.2. Indiquer où Madame Lucas peut se procurer le formulaire de déclaration.

2.3. Citer les documents qui doivent accompagner sa déclaration.

2.4. Le salarié peut être victime d'une maladie professionnelle, mais aussi d'un accident du travail. Cocher les caractéristiques qui concernent une maladie professionnelle dans le tableau ci-après.

Caractéristiques	Maladie professionnelle
Provoque une blessure du corps.	
Doit être reconnue par la Sécurité Sociale et être inscrite sur un tableau.	
Évolue lentement.	
Résulte d'une longue exposition à des conditions de travail.	
Se produit soudainement sur le lieu de travail	

2.5. Madame Lucas consulte le tableau N°57 correspondant à sa maladie professionnelle :

Extrait du TABLEAU N°57 d'une maladie professionnelle :
Modifié par le décret n° 91-877 du 3-9-91

Affections périarticulaires provoquées par certains gestes et postures de travail

Date de création : 9 novembre 1972 Dernière mise à jour : J.O. du 7-9-91

Désignation des maladies	Délai de prise en charge	Liste des travaux susceptibles de provoquer ces maladies
Syndrome du canal carpien.	30 jours.	Travaux comportant de façon habituelle soit des mouvements répétés ou prolongés d'extension du poignet ou de préhension de la main, soit un appui carpien, soit une pression prolongée ou répétée sur le talon de la main.

2.5.1. À partir du tableau ci-dessus, citer 3 mouvements qui ont pu être réalisés par Madame Lucas lors de son activité de travail afin que sa maladie soit reconnue professionnelle :

2.5.2. Le salarié victime peut recevoir des prestations en espèces et des prestations en nature.

Noter pour chaque situation si l'indication soulignée correspond à une prestation en espèces ou à une prestation en nature.

a) Monsieur Dupont victime d'un accident du travail est hospitalisé, il subit une opération.

b) Madame Jouffray en maladie professionnelle reçoit des indemnités journalières.

c) Monsieur Colmand a un doigt sectionné par une machine lors de son travail. Il reçoit une rente.

2.5.3. Dans le cas de Madame Lucas, il était possible d'envisager des mesures de prévention afin d'éviter la survenue de sa maladie professionnelle : syndrome du canal carpien.

Relier chaque action aux types de prévention auxquels elles appartiennent.

Protection COLLECTIVE •	• Augmenter les temps de pauses.
	• Participer à une formation sur les TMS, ex : formation PRAP (prévention des risques liés à l'activité physique).
Protection INDIVIDUELLE •	• Ne plus manipuler les articles de plus de 8 kg.
FORMATION et INFORMATION •	• Améliorer l'organisation du poste de travail.
	• Donner au salarié la possibilité d'alterner les positions assises et debout.

Sujet épreuve ponctuelle

1.1. Comment limiter les effets du travail posté sur la santé et la vie sociale ?

1.2.

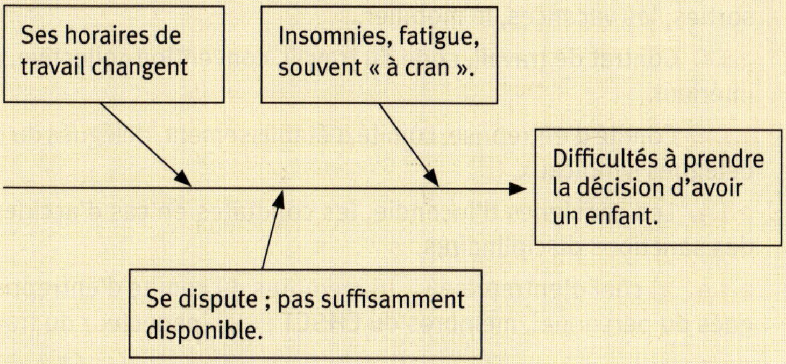

1.3. Rythmes de fonctionnement de l'organisme.

1.4. De 21h à 5h, son état de veille est au maximum, l'organisme est « programmé » pour dormir alors qu'il doit travailler.

1.5. Récupération de la fatigue physique – Récupération de la fatigue nerveuse.

1.6. Manger léger le soir/Faire une activité physique dans la journée/Se relaxer avant de se coucher/Se coucher à heures régulières/Dormir dans l'obscurité et le calme.

1.7. **Annonce 1 :** Expérience souhaitée de 6 mois dans la maçonnerie/Permis B - Véhicule léger exigé/Poste basé sur le département.
Annonce 2 : Expérience exigée de 2 à 3 ans/Permis B – véhicule léger Exigé Permis C- Poids lourd Souhaité/DANS LA FRANCE ENTIÈRE

1.8. Annonce 1. Justification : permis (B) uniquement et 6 mois d'expérience seulement.

1.9. **a)** Lettre de motivation **b)** Curriculum vitae ou C.V.

1.10.

Recettes	Dépenses courantes	Charges fixes	Dépenses occasionnelles : équipement, renouvellement…
Salaires : 2300 Allocation logement : 120	Alimentation : 350 Sorties, loisirs : 100 Essence : 150 Cadeaux : 50	Impôts : 200 Électricité : 50 Téléphone : 80 Eau : 20 Assurances : 80 Mutuelle : 100 Crédit voiture : 200 Loyer : 220	Remplacement mobilier : 50 Vêtements : 50 Vacances : 30

1.11. 690 euros + 220 euros (ancien loyer) = 910 euros.

1.12. Budget déficitaire.

1.13. Diminuer les dépenses compressibles de 10 euros : par exemple les sorties, les vacances, le mobilier...

2.1.1. Contrat de travail, code du travail, convention collective, règlement intérieur.

2.1.2. Comité d'entreprise, comité d'établissement, délégués du personnel, délégués syndicaux.

2.1.3. Les consignes d'incendie, les conduites en cas d'accident, la liste des sanctions disciplinaires.

2.1.4. **a)** chef d'entreprise ; **b)** membres du comité d'entreprise et délégués du personnel, membres du CHSCT ; **c)** Inspecteur du travail.

2.1.5.

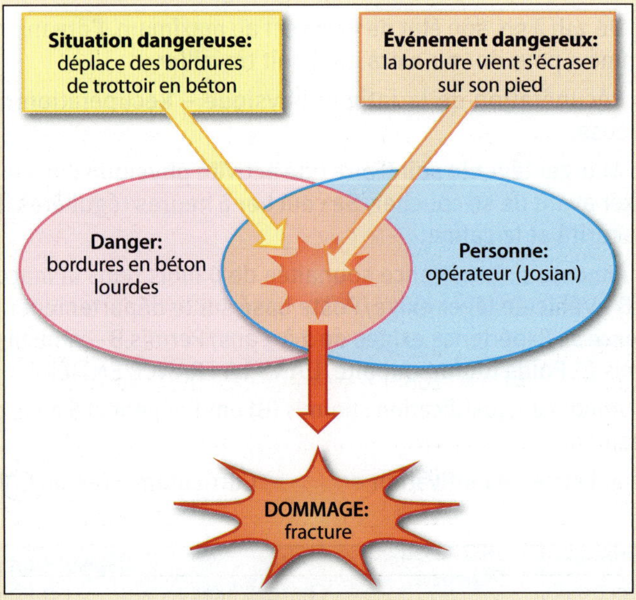

2.1.6. Chariot automoteur.

2.2.1. Protéger, examiner, faire alerter ou alerter, secourir.

2.2.2. Adresse exacte, nature de l'incident et le nombre de personnes, état de la victime, geste de secours pratiqué par le sauveteur.

2.2.3. L'empêcher de bouger le pied, faire alerter ou alerter, suivre les recommandations des secours, surveiller son état. Si elle répond : lui parler, la rassurer, la protéger du froid, des intempéries. En cas d'aggravation, pratiquer les gestes adaptés.

1.1. Quelles sont les démarches à effectuer pour déclarer une maladie professionnelle ?
Ou : Que doit faire la personne pour éviter un TMS ?

1.2. TMS → Troubles Musculo-Squelettiques.

1.3. Le cou, l'épaule, le coude, le poignet, la colonne vértebrale, le genou.

1.4. Scanner les articles en caisse ; répéter toujours le même geste ; soulever les articles.

DEUXIÈME PARTIE : LA MALADIE PROFESSIONNELLE (extrait)

2.1.

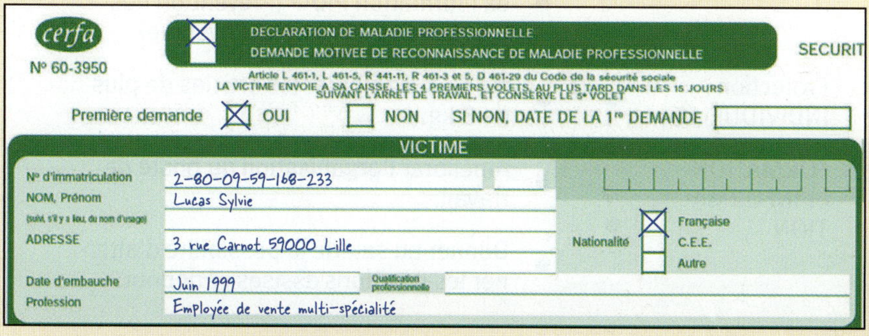
cerfa
N° 60-3950
☒ DECLARATION DE MALADIE PROFESSIONNELLE
☐ DEMANDE MOTIVEE DE RECONNAISSANCE DE MALADIE PROFESSIONNELLE
SECURIT
Article L 461-1, L 461-5, R 441-11, R 461-3 et 5, D 461-29 du Code de la sécurité sociale
LA VICTIME ENVOIE A SA CAISSE LES 4 PREMIERS VOLETS AU PLUS TARD DANS LES 15 JOURS SUIVANT L'ARRET DE TRAVAIL ET CONSERVE LE 5e VOLET
Première demande ☒ OUI ☐ NON SI NON, DATE DE LA 1re DEMANDE

VICTIME

N° d'immatriculation : 2-80-09-59-168-233
NOM, Prénom : Lucas Sylvie
(suivi, s'il y a lieu, du nom d'usage)
ADRESSE : 3 rue Carnot 59000 Lille
Nationalité : ☒ Française ☐ C.E.E. ☐ Autre
Date d'embauche : Juin 1999
Qualification professionnelle
Profession : Employée de vente multi-spécialité

2.2. À la CPAM ou sur internet (site : ameli.fr)

2.3. L'attestation de salaire complétée par l'employeur en cas d'arrêt de travail et le certificat médical initial en deux exemplaires.

2.4.

Caractéristiques	Maladie professionnelle
Provoque une blessure du corps.	
Doit être reconnue par la Sécurité Sociale et être inscrite sur un tableau.	✗
Évolue lentement.	✗
Résulte d'une longue exposition à des conditions de travail.	✗
Se produit soudainement sur le lieu de travail	

2.5. Madame Lucas consulte le tableau N°57 correspondant à sa maladie professionnelle.

2.5.1. Mouvements répétitifs, préhension de la main, appui sur le canal carpien.

2.5.2. **a)** Prestations en nature.

b) Prestations en espèces.

c) Prestations en espèces.

2.5.3.

Protection COLLECTIVE

Protection INDIVIDUELLE

FORMATION et INFORMATION

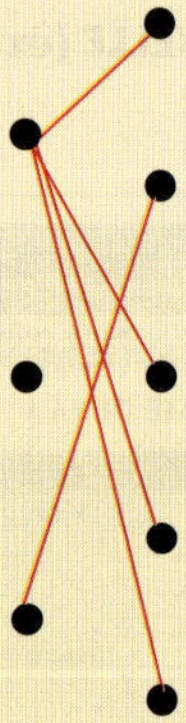

Augmenter les temps de pauses.

Participer à une formation sur les TMS, ex : formation PRAP (Prévention des Risques liés à l'Activité Physique).

Ne plus manipuler les articles de plus de 8 kg.

Améliorer l'organisation du poste de travail.

Donner au salarié la possibilité d'alterner les positions assises et debout.

LES RYTHMES BIOLOGIQUES (pp. 18-21)

1. a) entre 9 heures et 11 heures ; b) commencer le travail la première semaine du matin, la semaine suivante de l'après-midi, puis enfin le soir.

2. Synchronisateur : alternance jour-nuit, horaires des repas, le bruit-le silence. Désynchronisateur : changement d'heure (été/hiver), travail en 3/8.

LE SOMMEIL (pp.18-21)

1. a) Faux ; b) Vrai ; c) Vrai ; d) Vrai.

2. Sommeil lent : récupération de la fatigue physique, lutte contre les infections, fabrication de l'hormone de croissance. Sommeil paradoxal : récupération de la fatigue nerveuse, mémorisation, rêves.

L'ADAPTATION DE L'ALIMENTATION À SON ACTIVITÉ (pp.18-21)

1. Petit-déjeuner n°1.

2. a) Apports déséquilibrés (absence fruits, légumes).

b) Grignotages et absence de pause le midi.

c) Déjeuner comportant trop de corps gras et de produits sucrés.

3. Situation b.

LA GESTION DE L'ACTIVITÉ PHYSIQUE (pp.18-21)

1. a) b) d) f)

2.

Effet / Appareil-organe	Contraction Relâchement	Baisse de la température par la transpiration	Apport de dioxygène et de glucose	Commande de la contraction du muscle
Cerveau				✘
Muscle	✘			
Appareil circulatoire			✘	
Peau : glandes sudoripares		✘		

LA PRÉVENTION DES CONDUITES ADDICTIVES (pp.18-21)

1. a) Vrai ; b) Vrai ; c) Vrai ; d) Faux; e) Vrai ; f) Faux ; g) Vrai.

2. Mesures répressives : licenciement, avertissement.

Mesures préventives : mise à disposition d'une fontaine d'eau, cellule d'écoute, réunion d'information et de sensibilisation aux risques.

La prévention des IST (pp.18-21)

1. a) Vrai ; b) Vrai ; c) Vrai.

2. Virus responsable de : Herpès génital, Sida, Papillomavirus.
Bactérie responsable de : Blennorragie gonococcique, Syphilis, Chlamydiose.

La prévention d'une grossesse non désirée (pp.18-21)

Contraceptif \ Moyens d'action	Empêche l'ovulation	Empêche la nidation	Limite la progression des spermatozoïdes	Empêche le passage des spermatozoïdes dans le vagin
Préservatif féminin ou masculin				✗
Dispositif intra-utérin		✗	✗	
Contraception hormonale	✗	✗	✗	

La gestion du budget (pp. 34-37)

1. **1.** a) ; **2.** a) ; **3.** b) et c) ; **4.** b) et c) ; **5.** a) et c) ; **6.** a) et c)

2. **Situation 1 :** budget équilibré ; **situation 2 :** budget excédentaire ; **situation 3 :** budget déficitaire.

Le crédit et le surendettement (pp. 34-37)

1. **Achat au comptant** → Paiement intégral du bien au moment de l'achat.
Commission de surendettement → Groupe de personnes géré par la banque de France qui se réunit pour étudier le dossier de la personne surendettée et proposer des solutions.
Situation de surendettement → Etat d'un particulier qui se retrouve en situation financière difficile durablement.
Crédit renouvelable → Prêt d'argent qui prévoit une somme d'argent disponible qui se renouvelle au fur et à mesure du remboursement du crédit.
Délai de rétractation → Période pendant laquelle l'emprunteur a le droit de renoncer au crédit.
Achat à crédit → Somme d'argent prêtée par un organisme et remboursée petit à petit en y ajoutant les intérêts.

2. b) c) e) f) g)

LES CIRCUITS COMMERCIAUX (pp. 34-37)

Je n'aime pas faire des courses et j'ai peu de temps disponible → Achat en ligne
Je souhaite avoir du choix et me garer facilement → Hypermarché
Je veux que mon achat améliore le niveau de vie de petits producteurs des pays en voie de développement → Magasin spécialisé de commerce équitable ou rayon commerce équitable d'un hypermarché
J'aime bien être conseillé dans mes achats et faire mes courses sans prendre la voiture. → Commerce de proximité

LES ACHATS (pp. 34-37)

1. Je souhaite acheter des pêches cueillies à maturité et sélectionnées par leur goût →d)
Je désire acheter des œufs produits naturellement en respectant le bien être des poules →c)
Je préfère acheter du jambon pré-emballé de qualité →b)
Je souhaite acheter un produit éthique en étant certaine que le prix payé au producteur est juste. →a)

2. a), b) f), h), i), k), l)

LES CONTRATS ET LES ASSURANCES (pp. 34-37)

1. **Assurances barrées** : assurance contre le vol de voiture, assurance tous risques voiture, assurance annulation d'une location de vacances.

2. **a)** Faux ; **b)** Vrai ; **c)** Faux ; **d)** Vrai ;

LES ORGANISMES DE PROTECTION DU CONSOMMATEUR (pp. 34-37)

j'ai un litige avec un plombier qui refuse d'intervenir de nouveau sur l'installation d'une salle d'eau dont le bac à douche fuit → Association locale de L'UFC Que choisir.

Avant d'acheter un appareil photo je désire consulter des études comparatives → Revue 60 millions de consommateurs ou revue : Que Choisir je désire consulter un rapport sur les effets sur la santé du bisphénol A → L'ANSES

CORRIGÉS

La qualification professionnelle (pp. 48-51)

	Diplôme				
	CAP	Bac professionnel	BEP	Licence Master	BTS
Niveau I ou II				✗	
Niveau III					✗
Niveau IV		✗			
Niveau V	✗		✗		

2.a) Après la 3e de collège, les élèves peuvent choisir de s'orienter vers *la voie professionnelle* ou vers *la voie générale ou technologique.*

b) Une personne peut poursuivre ses études après le CAP vers un niveau IV en s'orientant en *1re ou en 2e professionnelle.*

c) La mention complémentaire se prépare sur une période de *un an.*

d) Le Brevet Professionnel se prépare sur une période de *deux ans.*

e) Un CAP débouche sur *l'insertion professionnelle* pour 75 % des diplômés.

f) Un CAP permet d'accéder à une qualification *d'ouvrier qualifié* ou *d'employé qualifié.*

g) L'abréviation CAP signifie : *certificat d'aptitude professionnelle.*

La formation initiale et continue (pp. 48-51)

1. Statut de salarié → Apprenti et salarié en contrat de professionnalisation
Statut scolaire → Stagiaire
Stagiaire → Encadrement obligatoire par un tuteur ou un maître de stage, sous la responsabilité du chef d'établissement scolaire.
Apprenti → Prise en charge des frais de formation par l'employeur, congés payés, protection en cas d'accident du travail.
Salarié en contrat de professionnalisation → congés payés, protection en cas d'accident du travail, Prise en charge des frais de formation par l'employeur

2. **a)** Faux ; **b)** Vrai ; **c)** Faux ; **d)** Vrai ; **e)** Vrai.

LA VALIDATION DES ACQUIS DE L'EXPÉRIENCE (pp. 48-51)

1. ❶ définition du projet professionnel - ❷ entretien avec l'organisme certificateur - ❸ rédaction du livret 1 - ❹ recevabilité - ❺ rédaction du livret 2 - ❻ examen du dossier et entretien - ❼ bilan post-jury - ❽ validation totale.

2. Réponses cochées : 2.1 : c) et d) – 2.2 : b), c), d)

LES STRUCTURES D'AIDE À LA RECHERCHE D'EMPLOI (pp. 48-51)

1. a) Faux ; b) Vrai ; c) Vrai ; d) Faux.

2. a), c)

LES DÉMARCHES DE RECHERCHE D'EMPLOI (pp. 48-51)

1. a), d), e)

2. a), b)

LA LÉGISLATION DU TRAVAIL (pp. 66-69)

	Code du travail	Convention collective	Règlement intérieur
Présente les règles applicables dans l'entreprise.			✘
Adapte les articles du code du travail au secteur professionnel.		✘	
Accord écrit entre les organisations syndicales des employeurs et des salariés.		✘	
Concerne uniquement la sécurité, l'hygiène et les règles de discipline.			✘
Rassemble les lois, les règlements et décrets applicables dans les entreprises privées.	✘		

LES CONTRATS DE TRAVAIL (pp. 66-69)

a) contrat à durée indéterminée ; **b)** Contrat à durée déterminée ; **c)** Contrat unique d'insertion.

LA RÉMUNÉRATION DU TRAVAIL (pp. 66-69)

a) Faux ; **b)** Vrai ; **c)** Vrai ; **d)** Vrai ; **e)** Faux ; **f)** Vrai.

LES INSTANCES REPRÉSENTATIVES DES PERSONNELS DE L'ENTREPRISE (pp. 66-69)

Situations	Délégué du personnel	Membres du comité d'entreprise	Délégué syndical
a) Désir de participer à une journée de visite de la ville de Bruges.		✗	
b) Contrat de travail non respecté au niveau de la durée hebdomadaire.	✗		✗
c) Souhait de saisir le conseil des prud'hommes pour un licenciement abusif.	✗		
d) Envie de jouer au tennis de table le midi après le repas en restaurant d'entreprise.		✗	
e) Plainte sur l'état des toilettes et du vestiaire.	✗		✗
f) Adhésion à un syndicat.			✗
g) Information sur l'état financier de l'entreprise.		✗	
h) Défense en cas de harcèlement moral de la part de l'employeur dans une entreprise de 20 salariés.	✗		✗

LES STRUCTURES DE PROTECTION ET DE CONTRÔLE (pp. 66-69)

1. 1. b)

1. 2. **a), b), d), f)**

2. **a)** Faux ; **b)** Faux ; **c)** Vrai ; **d)** Faux ; **e)** Faux.

LES STRUCTURES DE DÉFENSE ET DE CONTRÔLE (pp. 66-69)

1.

Situation	Conseil de prud'hommes	Inspection du travail	HALDE
a) Refus d'être embauché en raison de la couleur de peau			✘
b) Règlement d'un litige entre un salarié et son employeur sur la durée des congés payés	✘		
c) Demande d'autorisation pour licenciement d'un délégué du personnel		✘	
d) Salarié non satisfait du montant des indemnités de licenciement	✘		
e) Salariée enceinte, exposée à des produits chimiques, et qui n'a pas réussi à obtenir un changement de poste.		✘	

LA SURVEILLANCE DE LA SANTÉ DU SALARIÉ (pp. 66-69)

1. a) ; 2.a) et c)

LES RISQUES PROFESSIONNELS (pp. 76-77)

1. 1.1 c) 1.2 a) 1.3 c)

- **Situation dangereuse** : se déplacer dans l'entrepôt afin de prélever des produits dans les différentes allées de stockage.
- **Danger** : flaque d'huile.
- **Opérateur- la personne** : Élodie D préparatrice de commande...
- **Événement dangereux** : glisse en allant prélever un produit.
- **Dommage** : fracture de la jambe.

LA PRÉVENTION DES TMS (pp. 76-77)

1. b) 2. a) Vrai ; b) Vrai ; c) Faux ; d) Vrai.

L'ACCIDENT DU TRAVAIL ET LA MALADIE PROFESSIONNELLE (pp. 76-77)

1. **Accident du travail** : prévenir l'employeur dans les 24 heures ; aller chez le médecin pour se procurer un certificat médical initial ; l'employeur remet au salarié une feuille d'AT ; l'employeur envoie la déclaration d'accident à la CPAM dans les 48 heures.

Maladie professionnelle : télécharger le formulaire sur ameli.fr

2.

Situations	AT	MP
a) Le salarié glisse sur une flaque d'huile dans l'atelier. il a une fracture de la jambe	✗	
b) Le salarié est victime d'un lumbago en portant une charge, il ne peut se relever	✗	
c) Monsieur X travaille sur un chantier depuis de nombreuses années. Il utilise un marteau-piqueur ; Il souffre de surdité		✗
d) Madame Y souffre de Troubles musculo-squelettiques. Elle ne peut plus bouger son poignet.		✗

LE RISQUE LIÉ À L'ACTIVITÉ PHYSIQUE (pp. 94-97)

Situation dangereuse : mettre en rayon des packs de bouteille.
Danger : masse importante des packs.
Personne : Mme C..., titulaire d'un CAP ECMS, employée de supermarché.
Événement dangereux : 4 h par jour depuis 5 ans, 5 jours par semaine.
Dommage : Hernie discale.

LE RISQUE LIÉ AU BRUIT (pp. 94-97)

1. a) Vrai ; b) Faux ; c) Faux ; d) Vrai ; e) Vrai.

LE RISQUE LIÉ AUX POUSSIÈRES (pp. 94-97)

e) c) f) b) d) a)

LE RISQUE CHIMIQUE (pp. 94-97)

1. **Situation dangereuse** : appliquer de la peinture au pistolet.

Danger : peinture contenant un solvant.
Opérateur : peintre en bâtiment.
Événement dangereux : inhalation de peinture.
Dommage : Perte de conscience.

2. Acheter un radiateur pré-peint - Modifier le procédé de travail : peindre au pinceau et non au pistolet - Démonter le radiateur et le peindre dans une cabine ventilée - ouvrir la fenêtre pendant le travail - Porter un masque comportant un filtre et une cartouche - Consulter les indications notées sur le pot de peinture.

LE RISQUE LIE AUX EQUIPEMENTS DE TRAVAIL (pp. 94-97)

1. **Situation dangereuse** : dégager la sciure sous la scie mécanique avec la main droite.

Danger : lame de la scie mécanique.
Personne : Mme L... opératrice d'emballage.
Événement dangereux : main entre en contact avec l'une des lames.
Dommage : quatre doigts de la main sectionnés.

LE RISQUE ÉLECTRIQUE (pp. 94-97)

Intervenir hors tension → Protection collective
Respecter la distance de sécurité → Protection collective.
Délivrer une habilitation électrique après formation → Formation-information-habilitation.
Porter des gants isolants et Utiliser des outils isolants → Protection individuelle.

LE RISQUE D'INCENDIE (pp. 94-97)

Comburant → dioxygène
Énergie d'activation → flamme
Combustible → alcool à brûler

LE RISQUE LIÉ À LA CHARGE MENTALE (pp. 94-97)

Augmentation de la glycémie → Phase 2 ; Troubles du sommeil → Phase 3 ; augmentation du rythme respiratoire et cardiaque → Phase 1 ; transpiration → Phase 1 ; irritabilité → Phase 3 ; baisse des défenses immunitaires → Phase 3 ; apport supplémentaire d'énergie au cerveau et au muscle → Phase 2 ;

burnout → Phase 3.

Phase 1 → Alarme ; Phase 2 → Résistance ; Phase 3 → Stress profond.

LA GESTION DES SITUATIONS D'URGENCE (pp. 102-103)

1. ❶ Repérer les dangers et les supprimer - en cas d'impossibilité, isoler les dangers - en cas d'impossibilité dégager la victime - en cas d'impossibilité isoler et alerter les secours spécialisés.

❷ Examiner la victime.

❸ Demander à un témoin d'alerter [...]

❹ Comprimer l'endroit qui saigne.

2. **a)** Vrai ; **b)** faux ; **c)** Vrai ; **d)** Faux ; **e)** Faux ; **f)** Vrai ; **g)** Faux.

LA GESTION DES DÉCHETS (pp. 102-103)

1.

Eco label français : marque NF (norme française), Impact limité sur l'environnement tout au long du cycle de vie du produit.

Emballage ou produit composé en partie de matériaux recyclés.

Eco label européen qui indique l'impact limité du produit sur l'environnement tout au long du cycle de vie.

Boucle de Möbins qui signifie que le produit est recyclable ou contient des matériaux recyclés.

Produit composé de plastique recyclable.

2. **a)** Faux ; **b)** Faux ; **c)** Vrai ; **d)** Faux ; **e)** Vrai ; **f)** Faux ; **g)** Vrai.

N° de projet : 10195880 - JOUVE SARAN
Dépôt légal : Avril 2013
Imprimé en France par I.M.E. - 25110 Baume-les-Dames